日本ソフトカプセル産業史

民族資本で守った男たち

三洋薬品HBC(株)
代表取締役
近藤 隆

取材・構成
山村基毅

出版文化社

ソフトカプセルの世界へ

Introduction

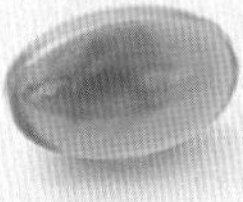

カプセル剤には2種類の形状がある
ソフトカプセルとハードカプセルである
ほどよく軟らかく、様々な色や形をした
美しい小さな容器がソフトカプセルだ

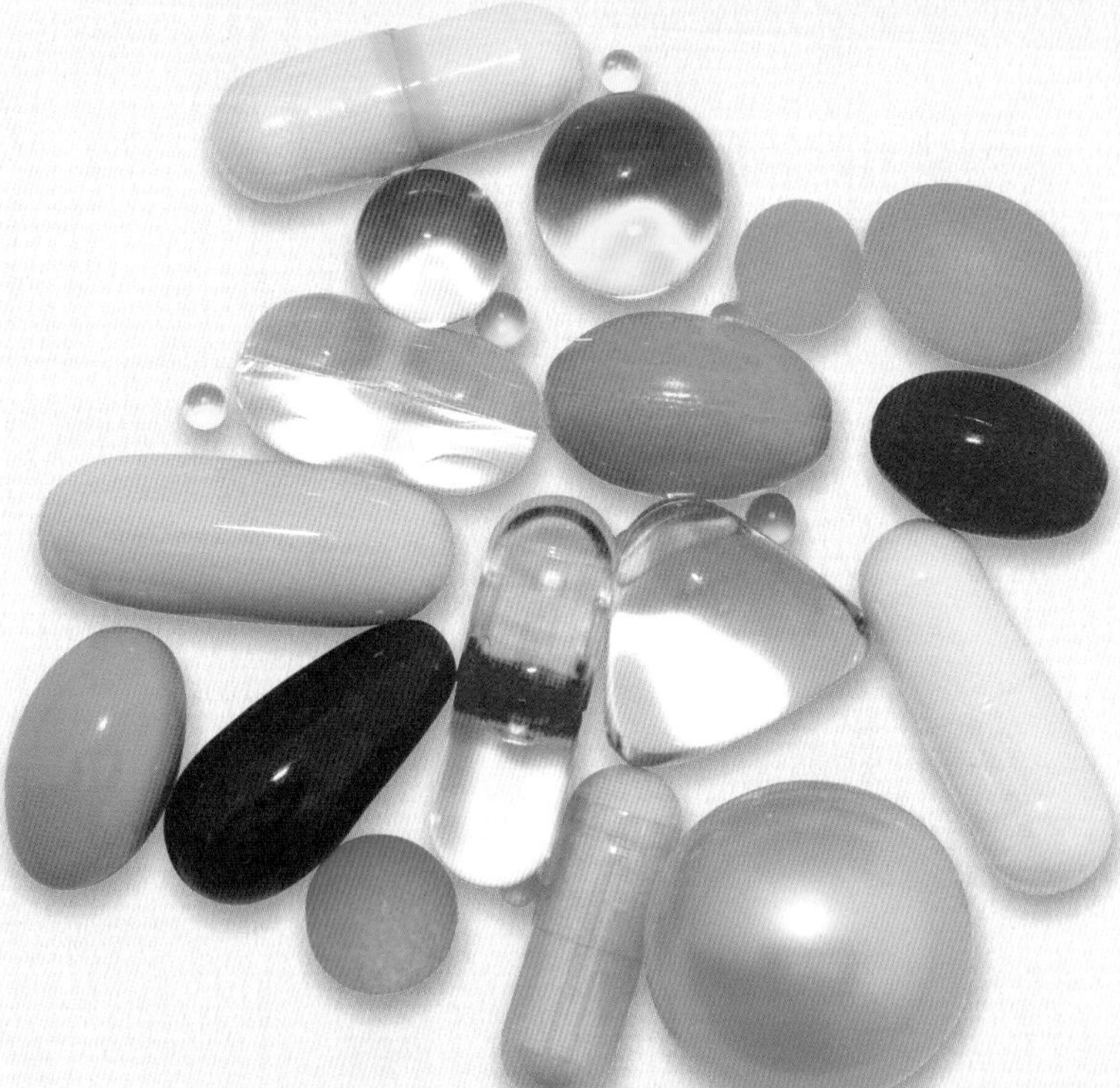

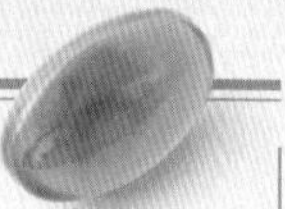

社会のニーズに応えて、
飲みやすさ、扱いやすさ、
形の面白さなどを追求し
多種多様な形が生まれた

形状

Chapter ❶
—
Shape

Rounds／球型

No.6	No.4	No.2	No.1	番定
(300mg)	(200mg)	(100mg)	(50mg)	内容重量

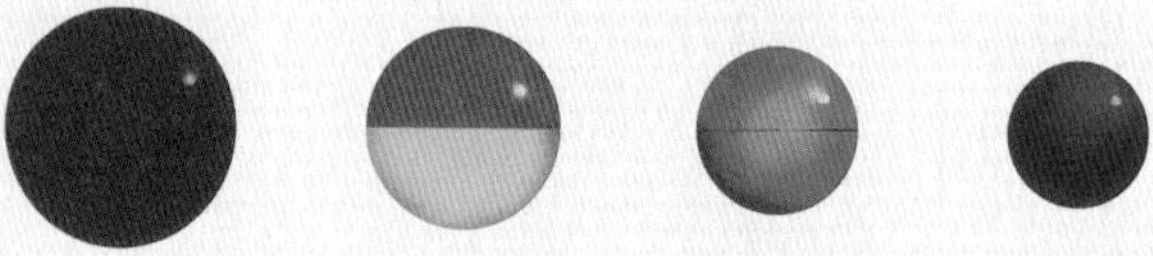

No.160	No.80	No.40	No.30	番定
(8.0g)	(4.0g)	(2.0g)	(1.5g)	内容重量

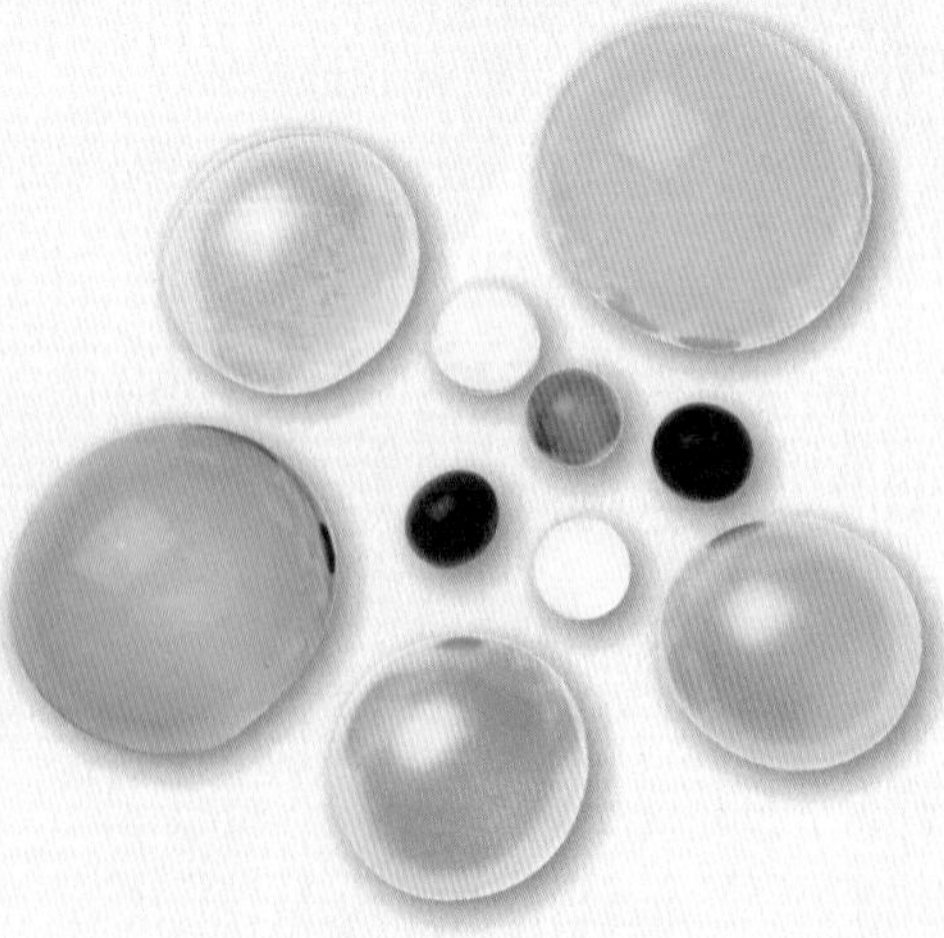

Ovals ／フットボール型

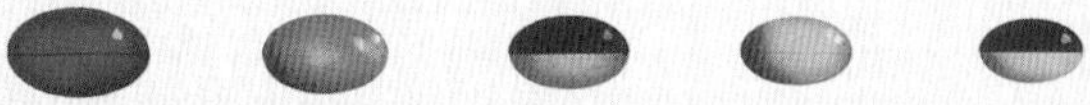

No.7½	No.6	No.5	No.4	No.3	番定
(380mg)	(300mg)	(250mg)	(200mg)	(150mg)	内容重量

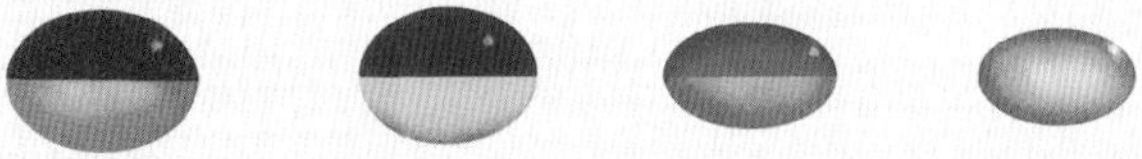

No.20	No.15	No.12	No.10	番定
(1.0g)	(750mg)	(600mg)	(500mg)	内容重量

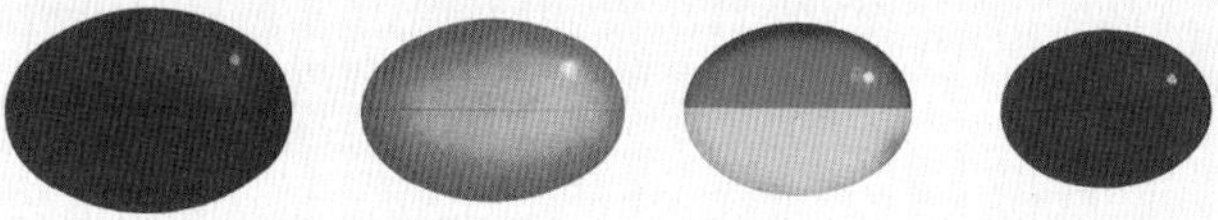

No.110	No.80	No.60	No.40	番定
(5.5g)	(4.0g)	(3.0g)	(2.0g)	内容重量

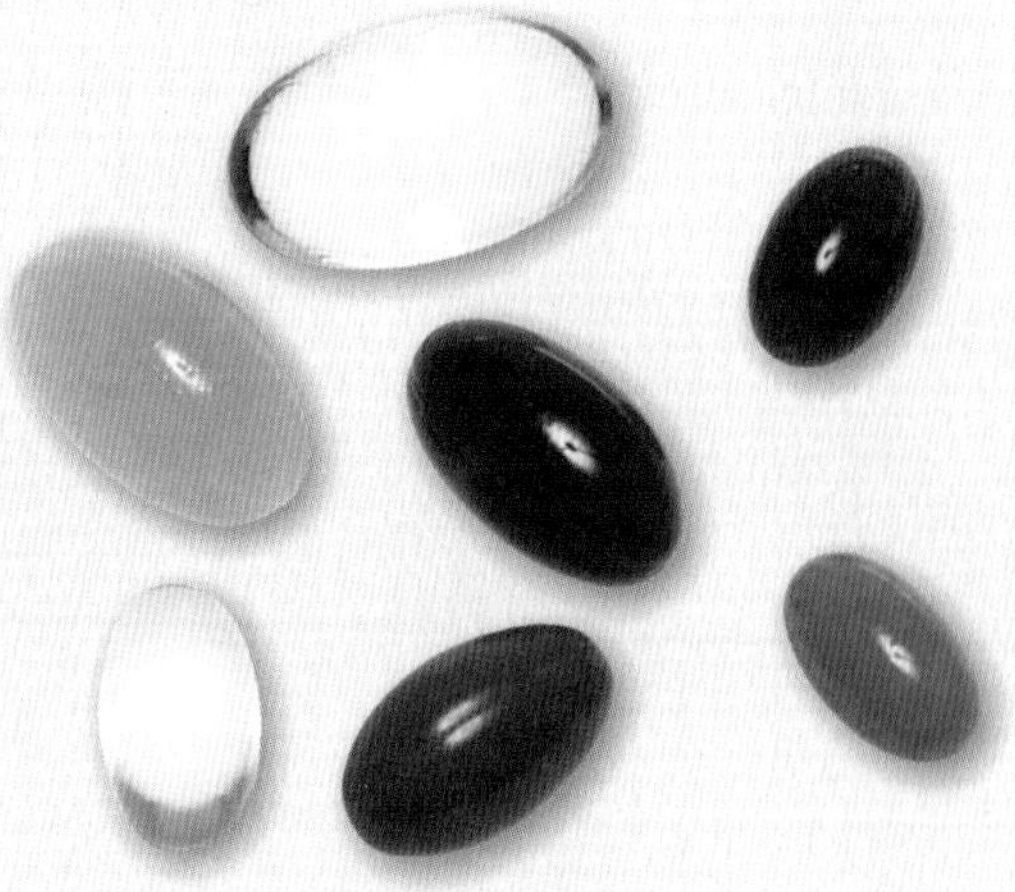

Oblongs / 長楕円型

No.5	No.4	No.3	No.2	番定
(250mg)	(200mg)	(150mg)	(100mg)	内容重量

No.14	No.10	No.8	No.6	番定
(700mg)	(500mg)	(400mg)	(300mg)	内容重量

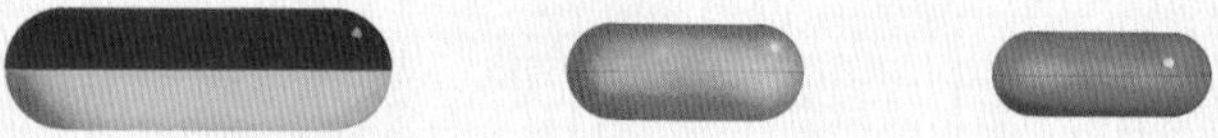

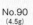

No.90	No.20	No.16	番定
(4.5g)	(1.0g)	(800mg)	内容重量

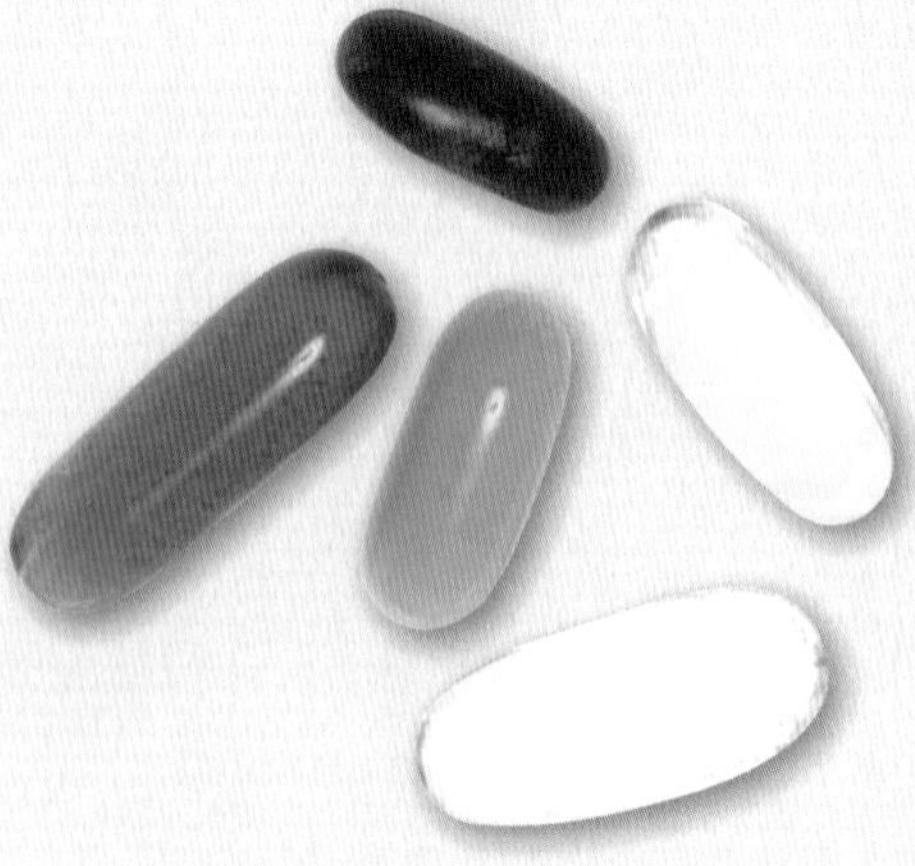

Tubes ／チューブ型

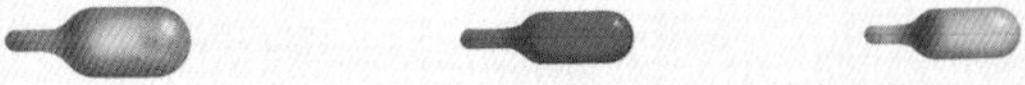

No.8 (400mg)	No.6 (300mg)	No.5 (250mg)	番定 内容重量

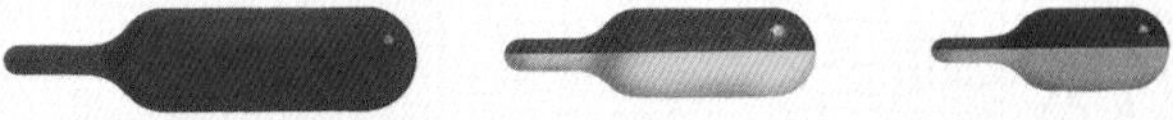

No.45 (2.3g)	No.30 (1.5g)	No.18 (900mg)	番定 内容重量

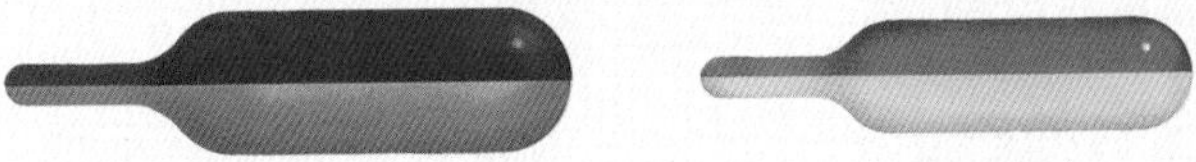

No.90 (4.5g)	No.65 (3.3g)	番定 内容重量

Seamless Capsules ／シームレスカプセル

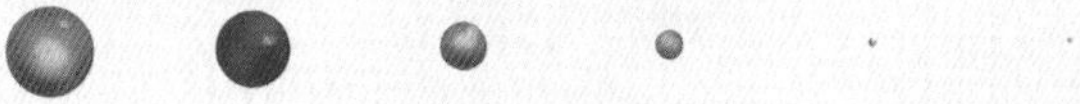

10mm (400mg)	8mm (200mg)	5mm (30mg)	3mm (10mg)	1mm (0.5mg)	0.5mm (0.06mg)	番定 内容重量

Suppositories／坐剤用

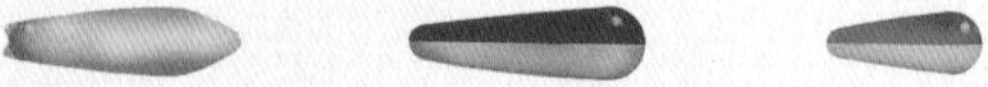

No.17 (850mg)	No.17 (850mg)	No.5 (250mg)	番定 内容重量

No.30 (1.5g)	No.20 (1.0g)	番定 内容重量

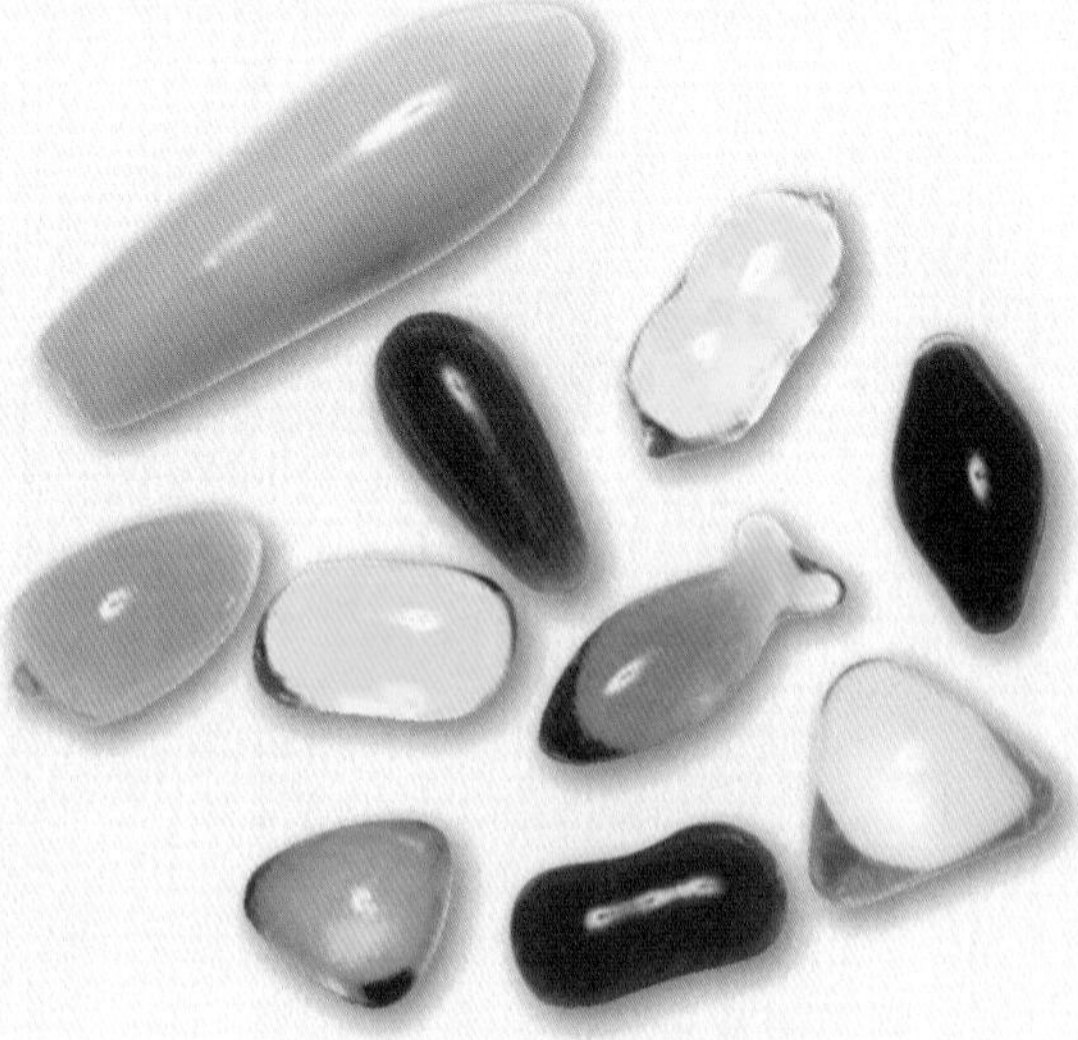

Special shapes ／ 特殊型

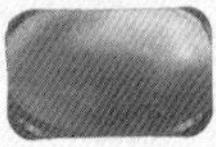

角 型

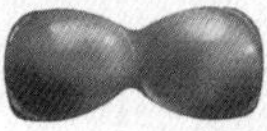

二連型

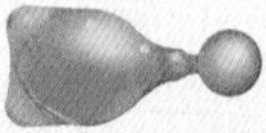

セルフカット型

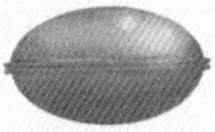

縁 型

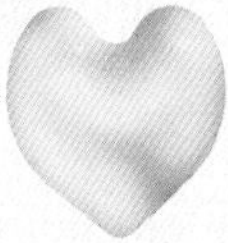

ハート型

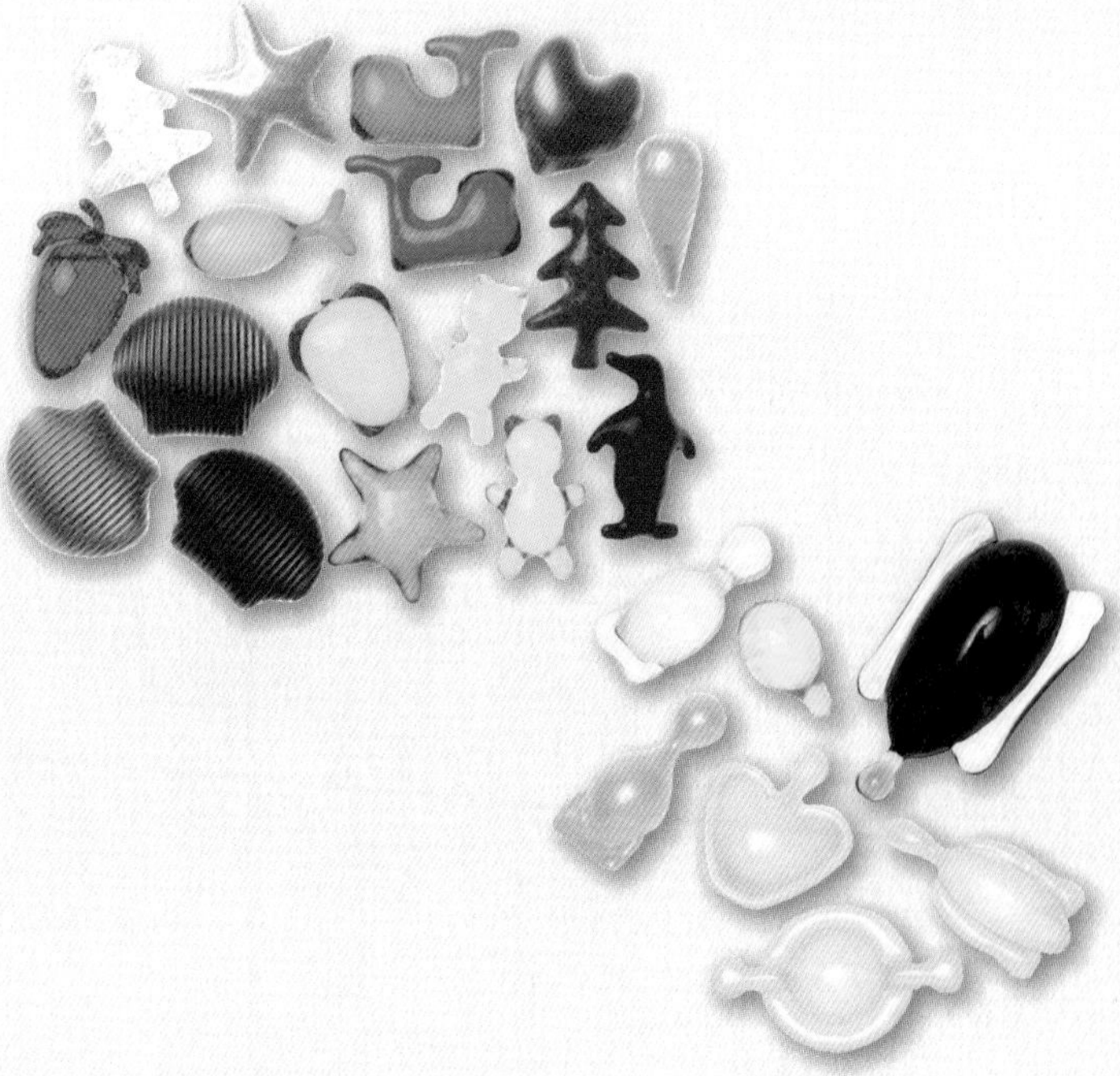

年表

Chapter 2
—
Chronology

時流に乗り発展してきた
本産業の歴史は、
まさに試行錯誤と
創意工夫の歩みである

30〜40年代

●球型
●長楕円型
●フットボール型
▼肝油やビタミンAを入れた食べられるカプセルとして登場。

50〜60年代

●チューブ型
▼化粧品用として誕生。

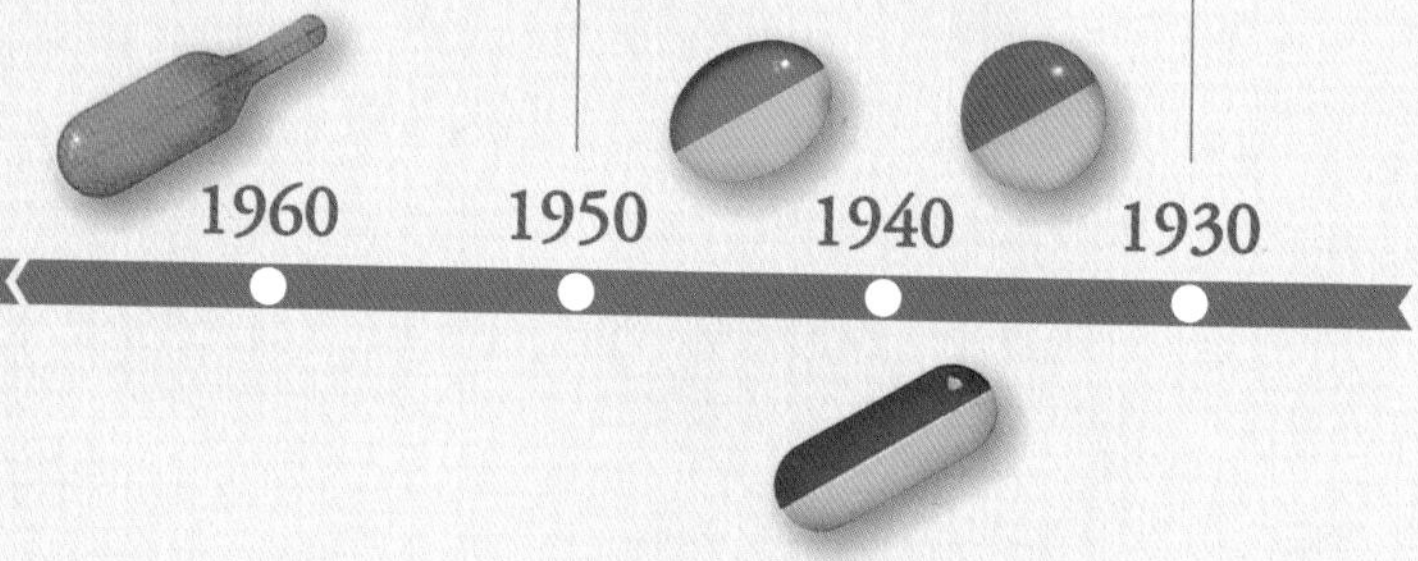

1927年●加藤宣安、国華製薬に入社。ソフトカプセルを製造販売。

1930年●鎌田勝雄、鎌田製作所（現・カマタおよびカマタ機械）創業。平板法成形型の製造。

1933年●アメリカのロバート・P・シーラー、ロータリー式の機械を開発。加藤宣安、日本薬業機械の小川氏と協力し、国産カプセル製造機を開発。肝油カプセルを製造。

1939年●加藤宣安、三和製薬を創業。

1949年●三和製薬、富士カプセルに社名変更。

1968年●東海カプセル創業。日本初のロータリー式自動カプセル充填機を海外より導入。東洋カプセル創業。平板法によるソフトカプセル製造を開始。

1970年●鎌田泉、鎌田製作所を引き継ぐ。平板法からロータリー式へ移行。

1973年●富士カプセル、イギリス・ライナ

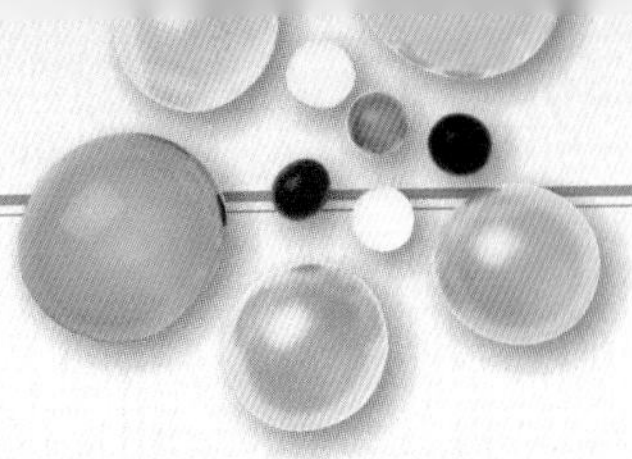

▼世界最小のソフトカプセル

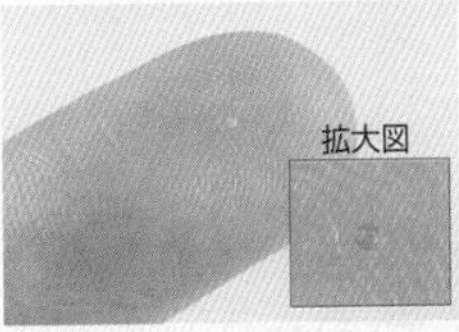

▼世界最大級のソフトカプセル

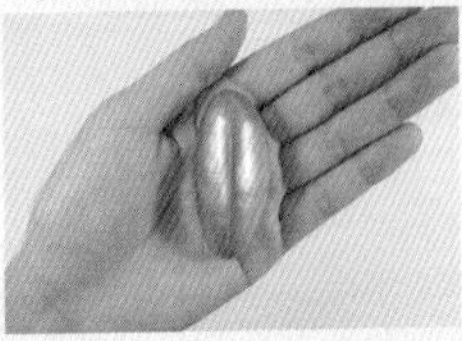

70～90年代

●特殊型
●シームレスカプセル
▼入浴剤や坐薬など様々な用途に応用。

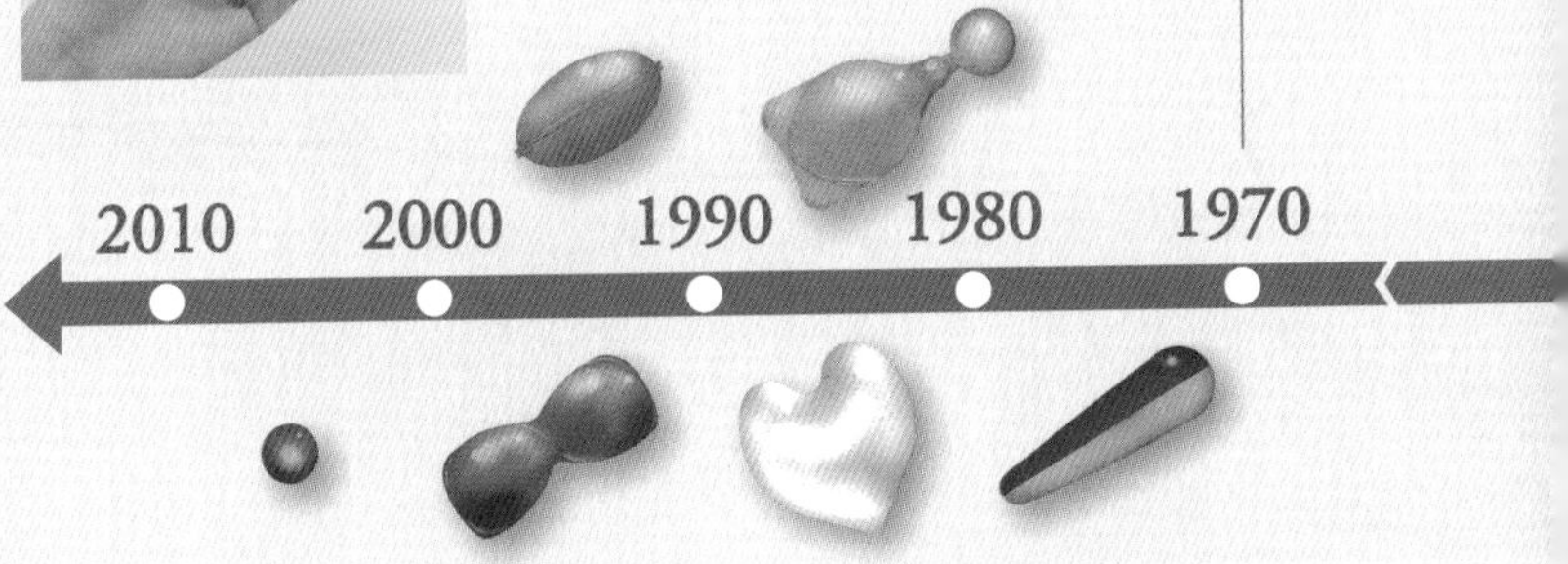

ー社製ロータリー式自動カプセル充填機を導入。

1974年●アール・ピー・シーラー社（現・キャタレント・ジャパン）設立。

1975年●加藤咲郎、富士カプセル社長就任。鎌田製作所、ロータリー式自動充填機の製造開始。

1978年●東洋カプセル、自動カプセル充填機を導入。

1979年●富士カプセル、オランダ・グローベックス社製シームレス式自動カプセル充填機を導入。

1983年●鎌田製作所、3基のプラントをスイスに初の海外輸出。アリメント工業、東海カプセルより分離、設立。

2007年●カマタ、従来の3倍の生産スピードを誇るソフトカプセル成型機を開発。

2011年●カマタ、シームレスカプセル充填機を開発。

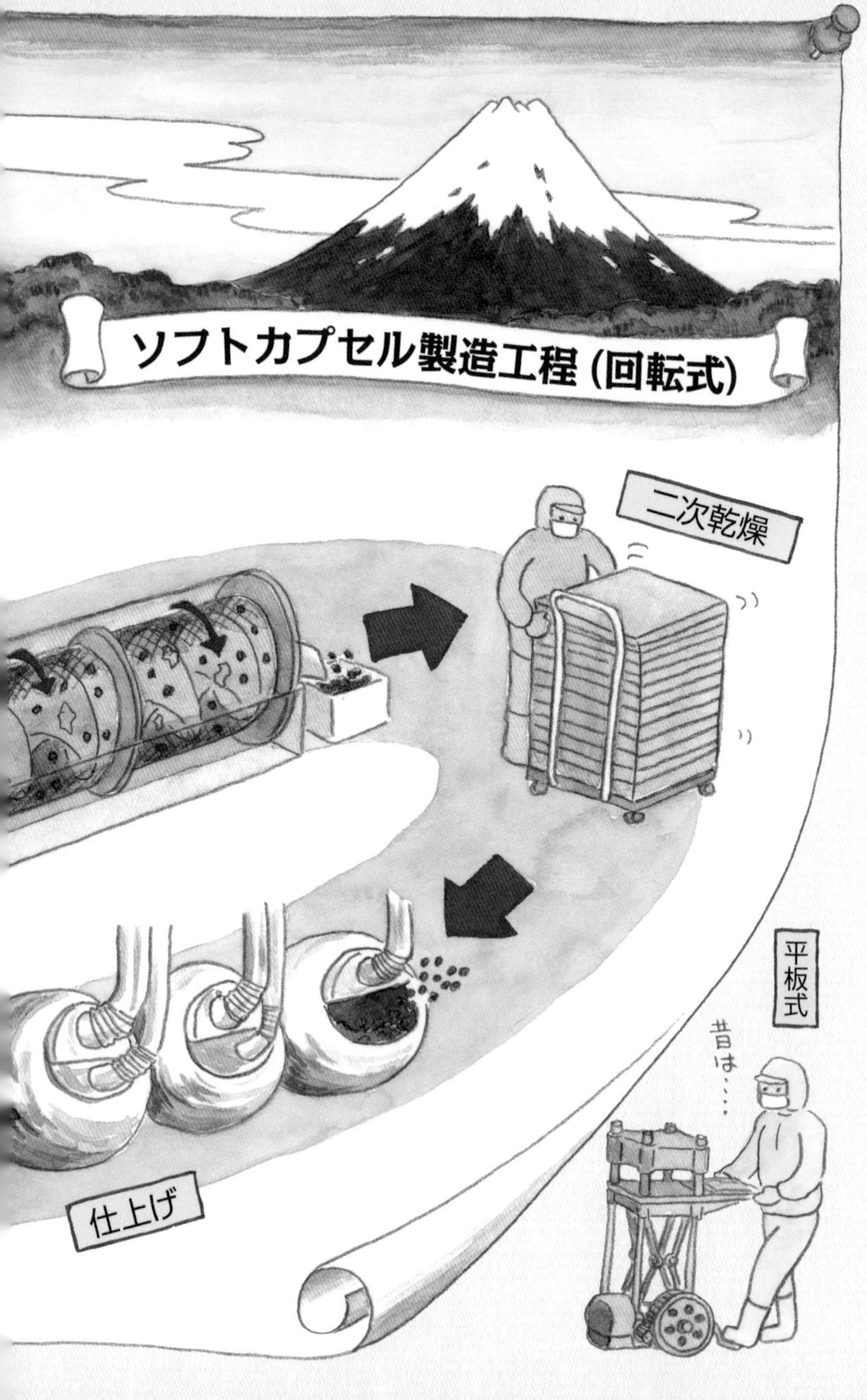
ソフトカプセル製造工程（回転式）
二次乾燥
平板式
昔は・・・
仕上げ

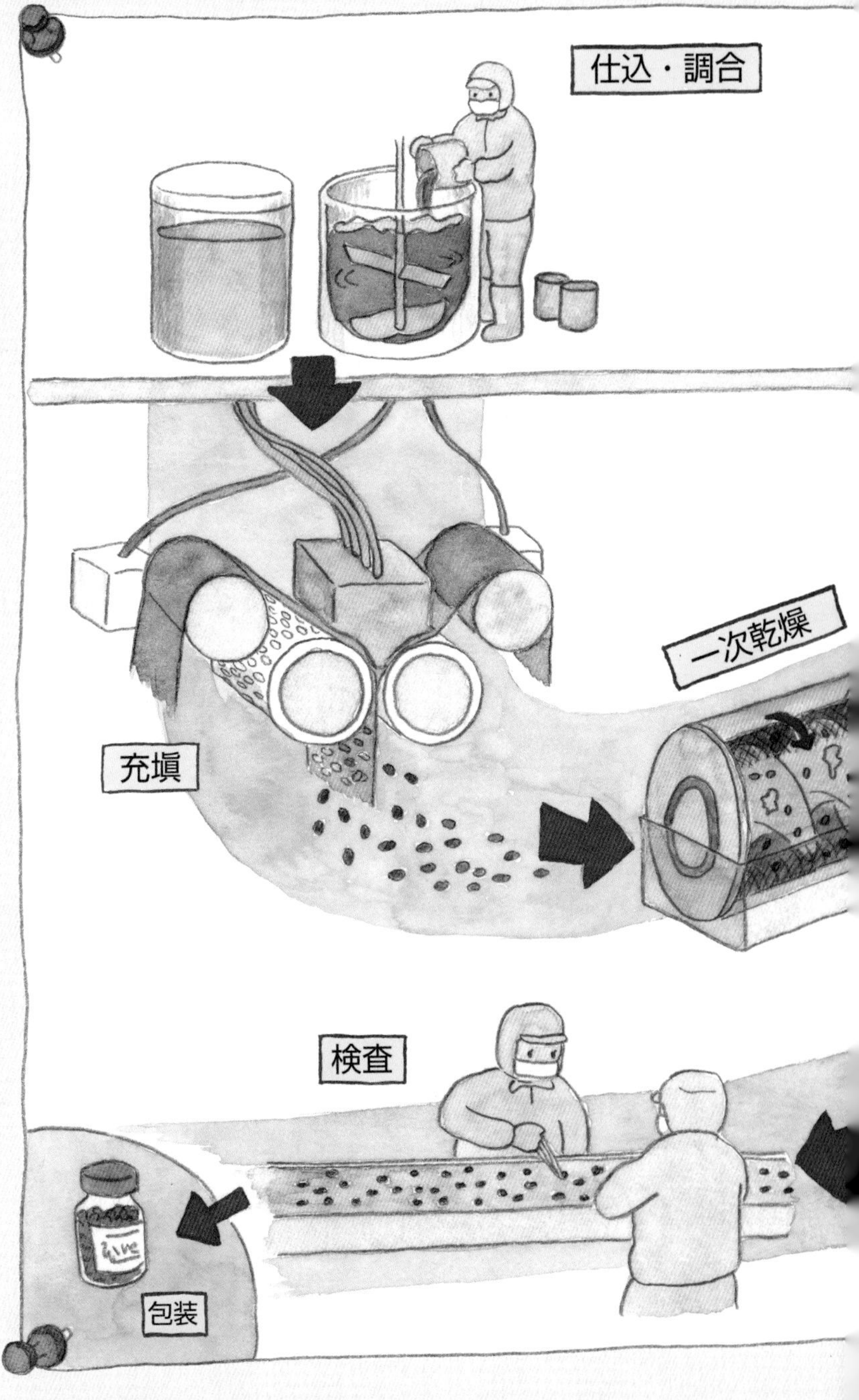
仕込・調合
充填
一次乾燥
検査
包装

60年代以降、ロータリー式
充填機が供給を支えた。
それとともに品質を守る
人の力があった

製造

Chapter 3
Manufacturing

1 秤量

当日使う分を保管庫より搬入。エアシャワーでほこりをはらったゼラチン、内容液を計量する。

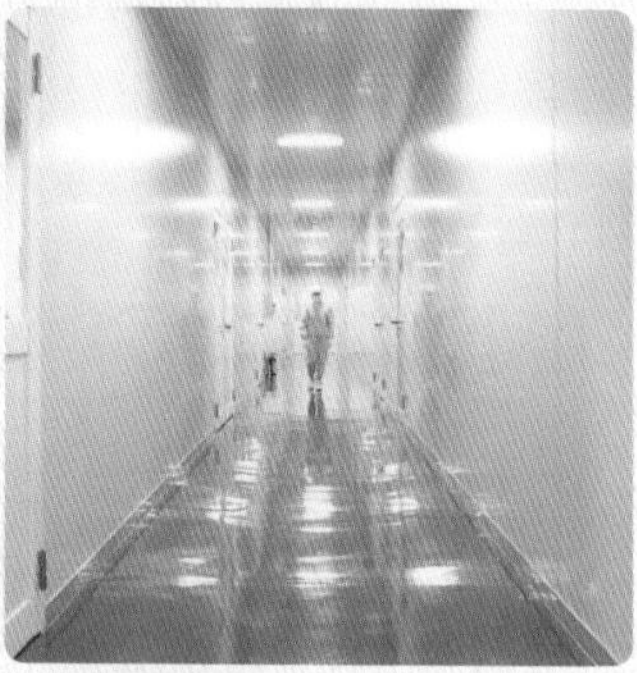

▲クリーンルーム

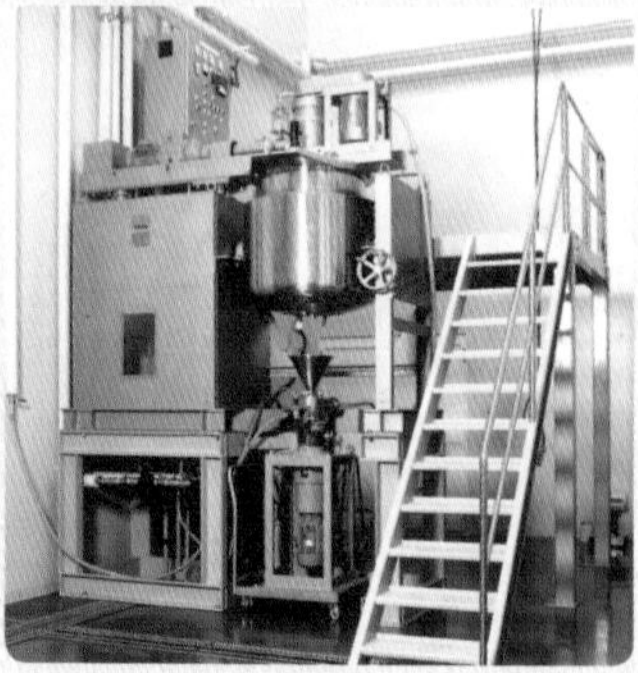

▲調合

2 仕込・調合

●皮膜液

1tタンクに水(300ℓ)を入れて、そこにゼラチン(150kg)、グリセリン(50kg)を加える。60℃に温め、プロペラによってかき回す。2時間ほどで溶ける。

温度を60℃に保ったまま、一晩放置して熟成(モルティング)させる。これにより、高分子であるゼラチンの分子が水の分子に混じる。

●内容液

たとえばビタミンC(100kg)と大豆油(200kg)、蜜蝋(20kg)を混ぜ、均一な内容液を作る。

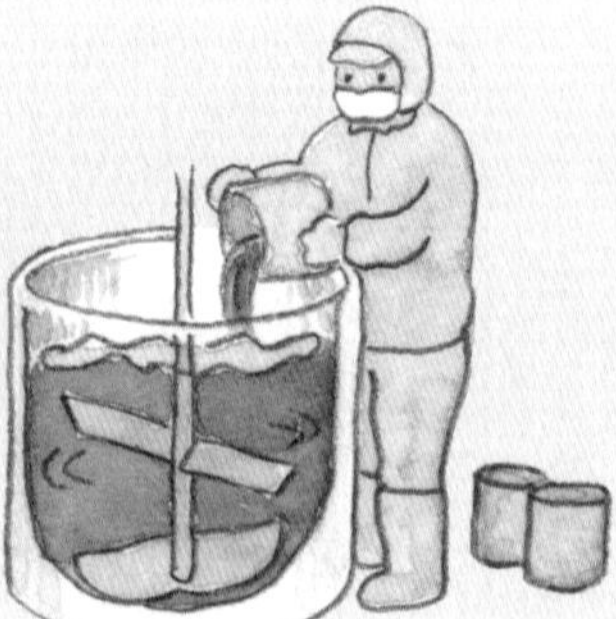

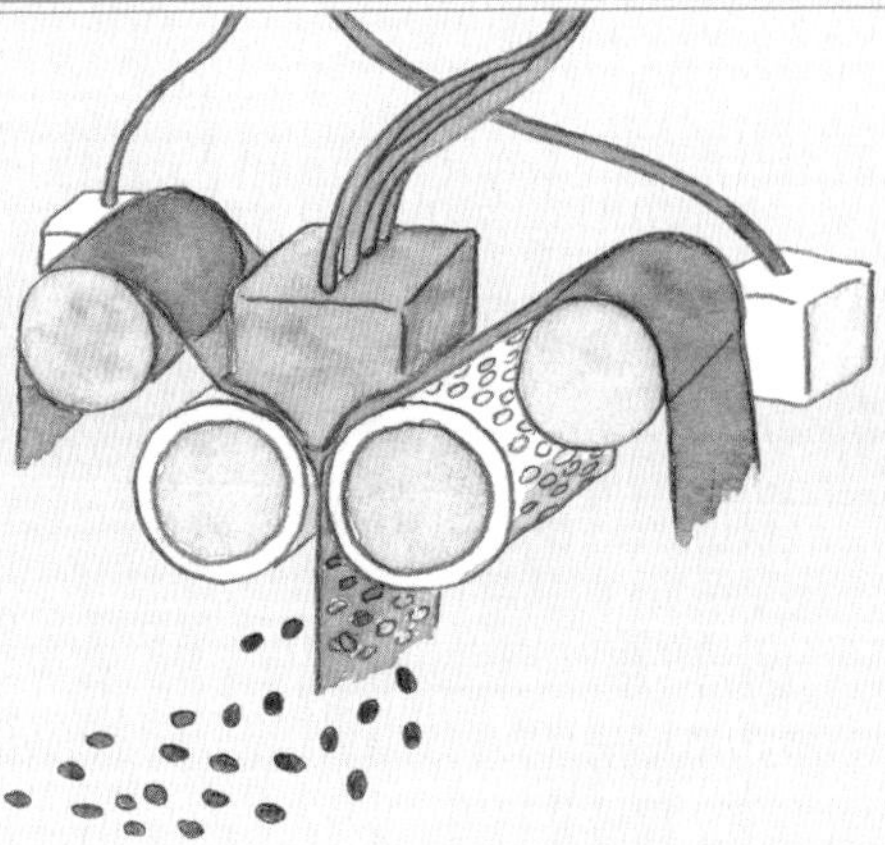

3 充 填

内容液の入ったタンクと、上に吊るされたゼラチン水溶液の入ったタンクから充填機に液が落とされ、カプセルが作られる工程。

まず、スプレンダーボックスにゼラチン水溶液が送り込まれる。回転するキャスティングドラムに貼り付いたゼラチン水溶液は、1周回っている間にゾルからゲル（ゼラチン皮膜）へと変化していく。皮膜には常に油が塗られていく。左右の皮膜の間に内容液が注入されることによって、ゼラチン皮膜は膨らみ、カプセル状となる。カプセルは下へと落下し、乾燥機に送り込まれる。

！ 1時間で
10万カプセルができる。

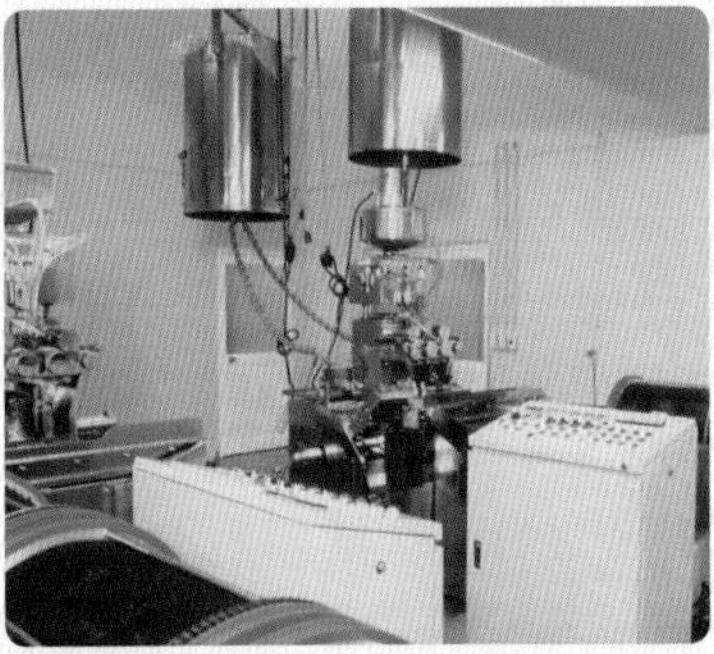

▲充填全景

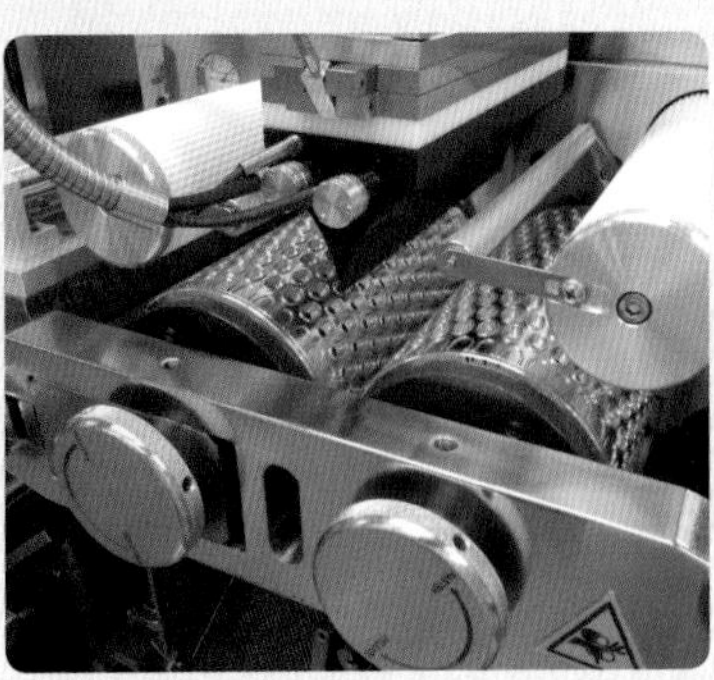

▲金型（充填機の一部分）

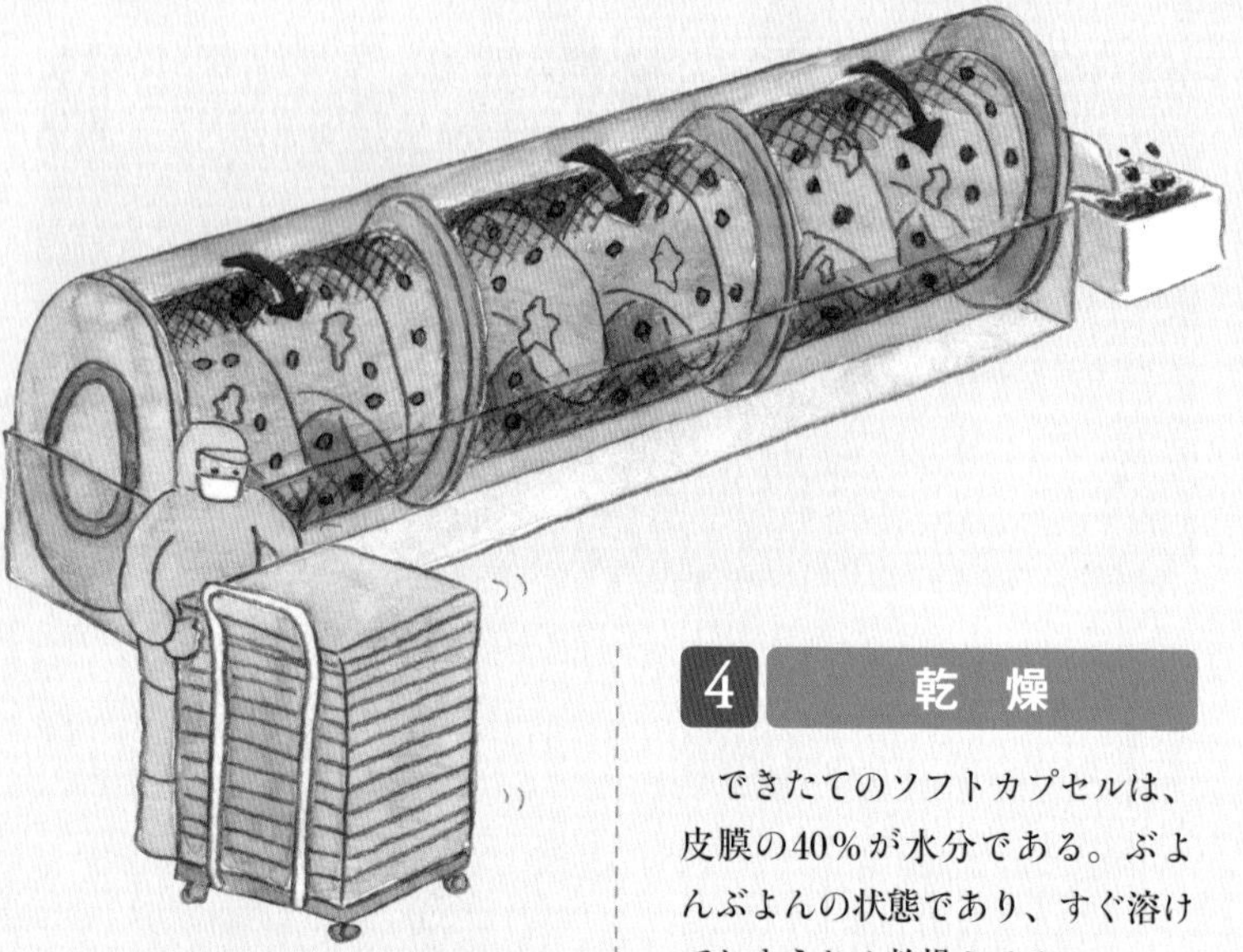

4 乾燥

できたてのソフトカプセルは、皮膜の40％が水分である。ぶよんぶよんの状態であり、すぐ溶けてしまうため乾燥させる。

一次乾燥では、大きな回転タンク型乾燥機に入れられる。カプセル同士がくっつかないように、乾燥機の円筒はフッ素コートで網目になっている。

この中に布を入れ、一緒に回転させるが、これは表面に着いた油を拭き取るためである。拭き取り、あるいは艶出しと呼ぶ。

二次のタナ乾燥では、人力で30分に1回ゆする。この段階で10％まで水分量を減らせば、ほぼ製品として完成である。

！ 乾燥時間は24時間から48時間。季節によって異なる。

5 仕上げ

仕上げに皮膜上にワックス、セルロース、金・銀箔などのコーティングを行う場合がある。パンの中にコーティング用の粉末を入れ熱風で吹き付ける。

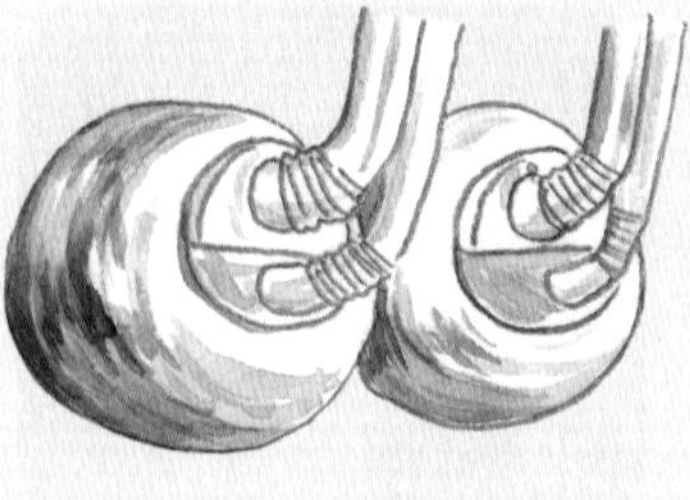

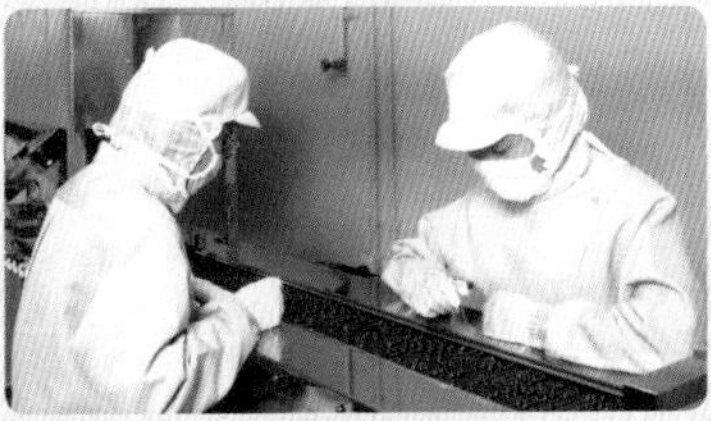
▲検査

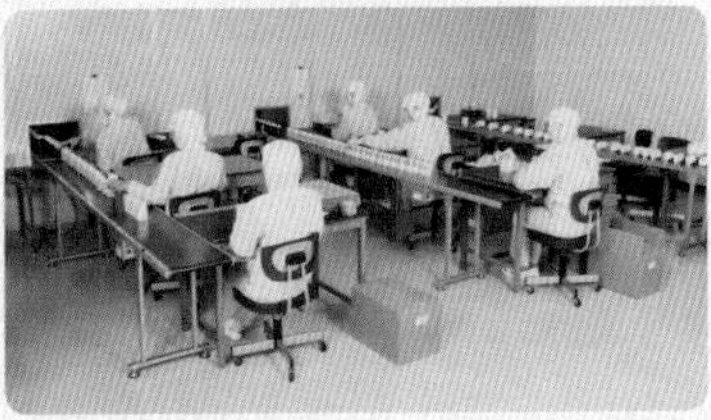
▲小分け包装

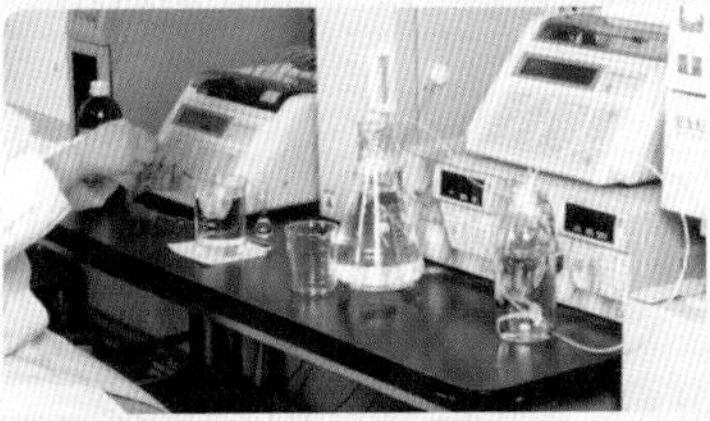
▲定量分析

6 検　査

ベルトコンベアーで運ばれてくるソフトカプセルを目で見て不具合を調べる外観検査。

0.3%ほどの割合で、変形したもの、ちょっとした傷のあるもの、中身が注入されていないものなどが混じってくる。0.3%といっても、10万個、20万個となると、数百個に上る。

それを選別するには、人の目に頼るのが最も速く、確実である。

現在では外観自動検査機が導入されている。

7 包　装

商品ごとに瓶詰やＰＴＰなど適した包装を施し、出荷される。

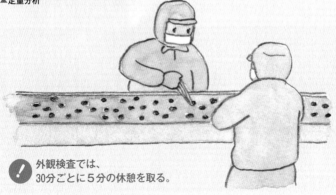

! 外観検査では、
30分ごとに５分の休憩を取る。

Machine Structure

ロータリー式充填機構造図

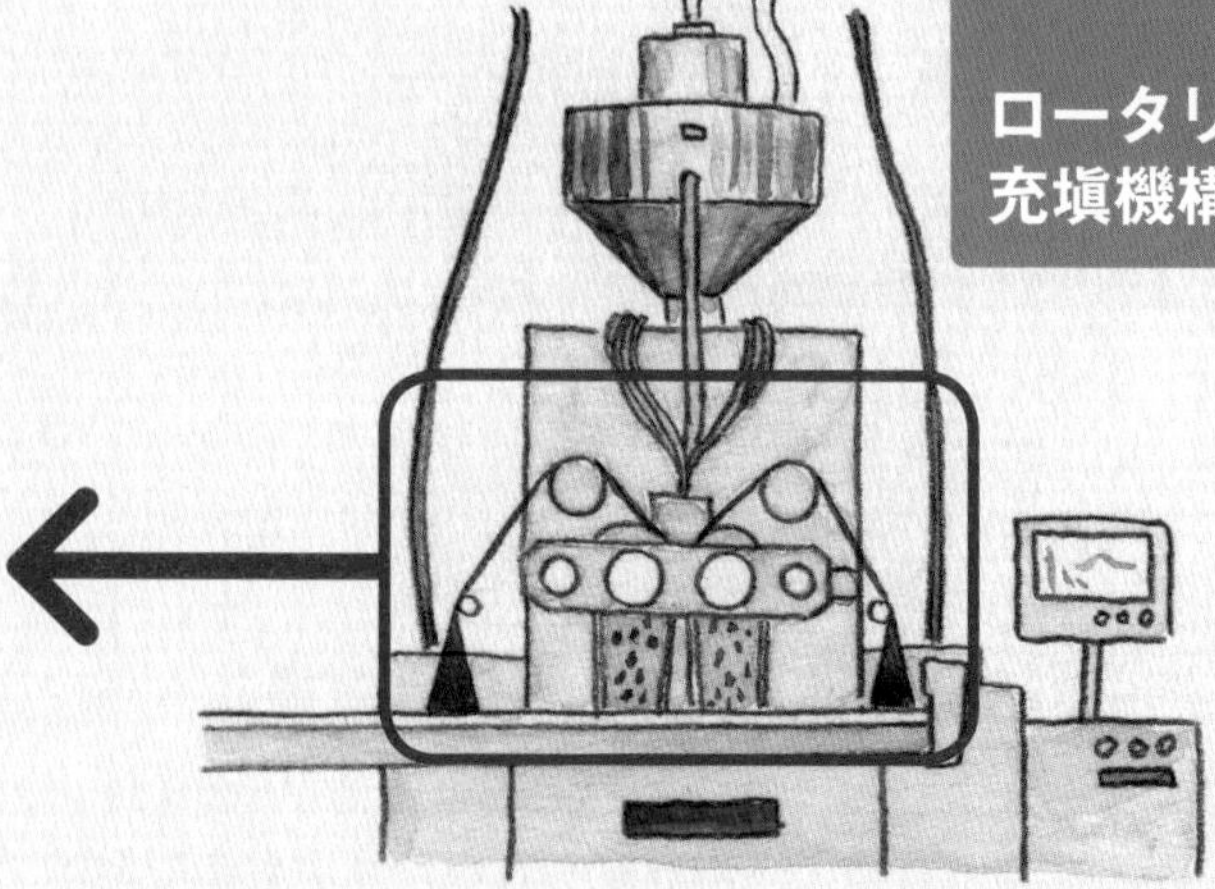

ロータリー（回転）式自動カプセル充填機では、ソフトカプセル製造の三つの工程を機械1台で行っている。

①カプセル皮膜シートの調製
②内容液の充填
③2枚のカプセル皮膜シートの接着と打ち抜き

上部にある皮膜タンクでカプセルの皮膜の原料となるゼラチン、グリセリン、水の調合液を保管する。

その原料は管を通して左右の60℃に加温したスプレンダーボックス内に入り、加熱され、ゾル化される。

そして、キャスティングドラムに沿って流し込まれ、ゼラチンシートになる。

金型（ダイロール）は、奥行きのある円筒状だ。

その円筒にフットボール型や球型などの型の穴が開けられていて、左右からゼラチンシートを挟み込むことで一つのカプセルが形成されることになる。

金型が回転し、2枚のゼラチンシートが接着される寸前に上から内容液が圧入される。

液の圧力によってカプセルは金型いっぱいに膨らみ、皮膜も接着される。

そして、金型により打ち抜かれ、ソフトカプセルとして下に落下していく。

拡大図

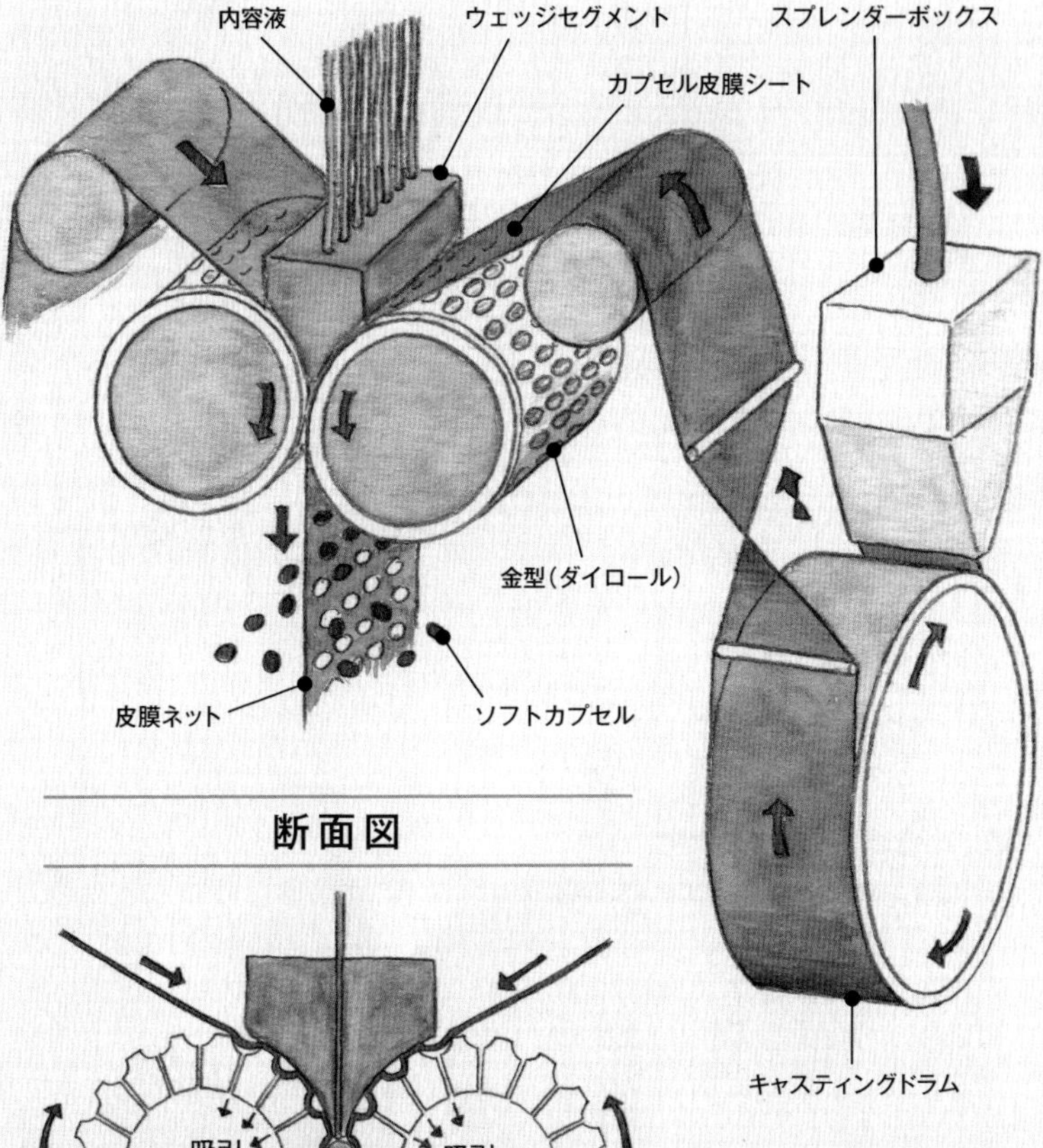
内容液
ウェッジセグメント
スプレンダーボックス
カプセル皮膜シート
金型(ダイロール)
皮膜ネット
ソフトカプセル
キャスティングドラム

断面図

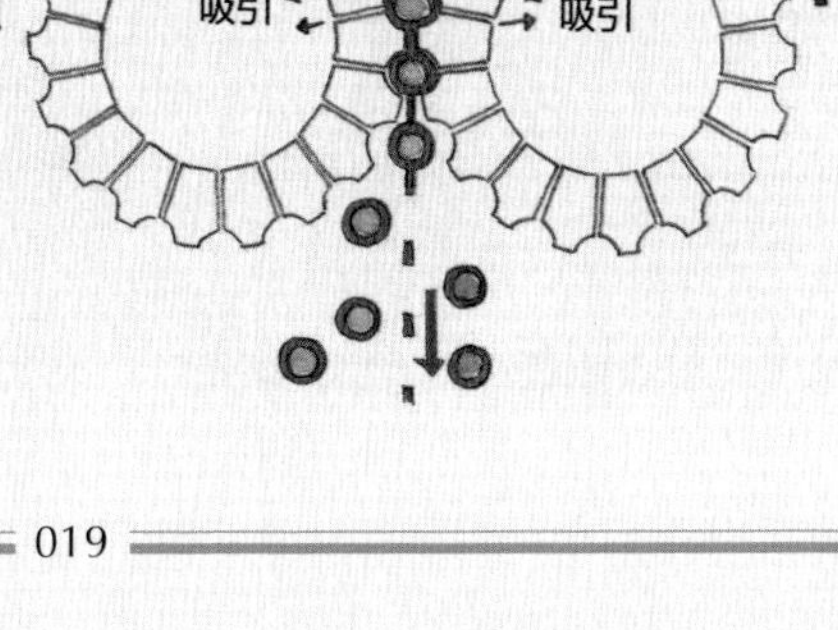
吸引
吸引

▼ロータリー式充填機

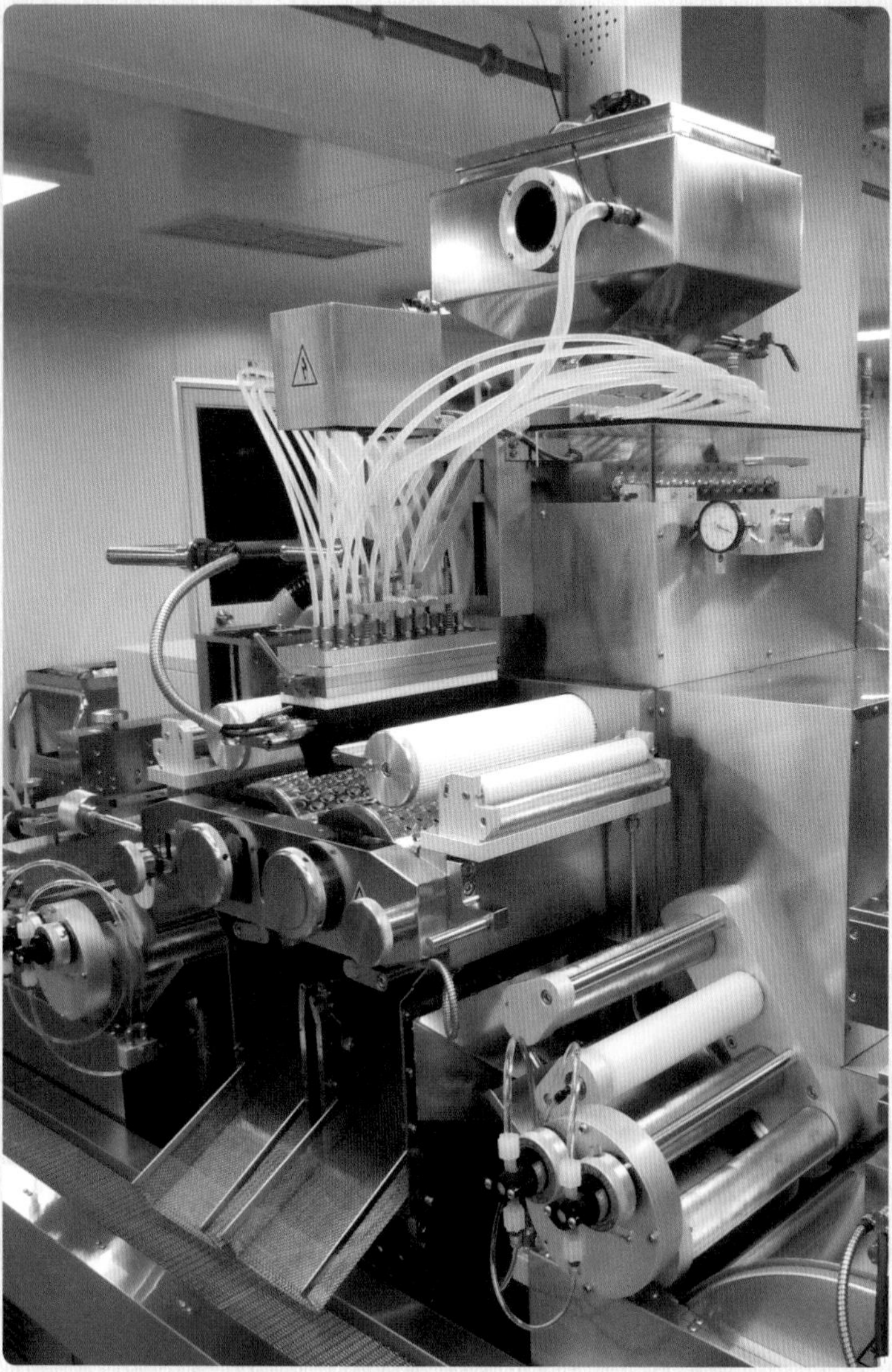

平板式カプセル充填機

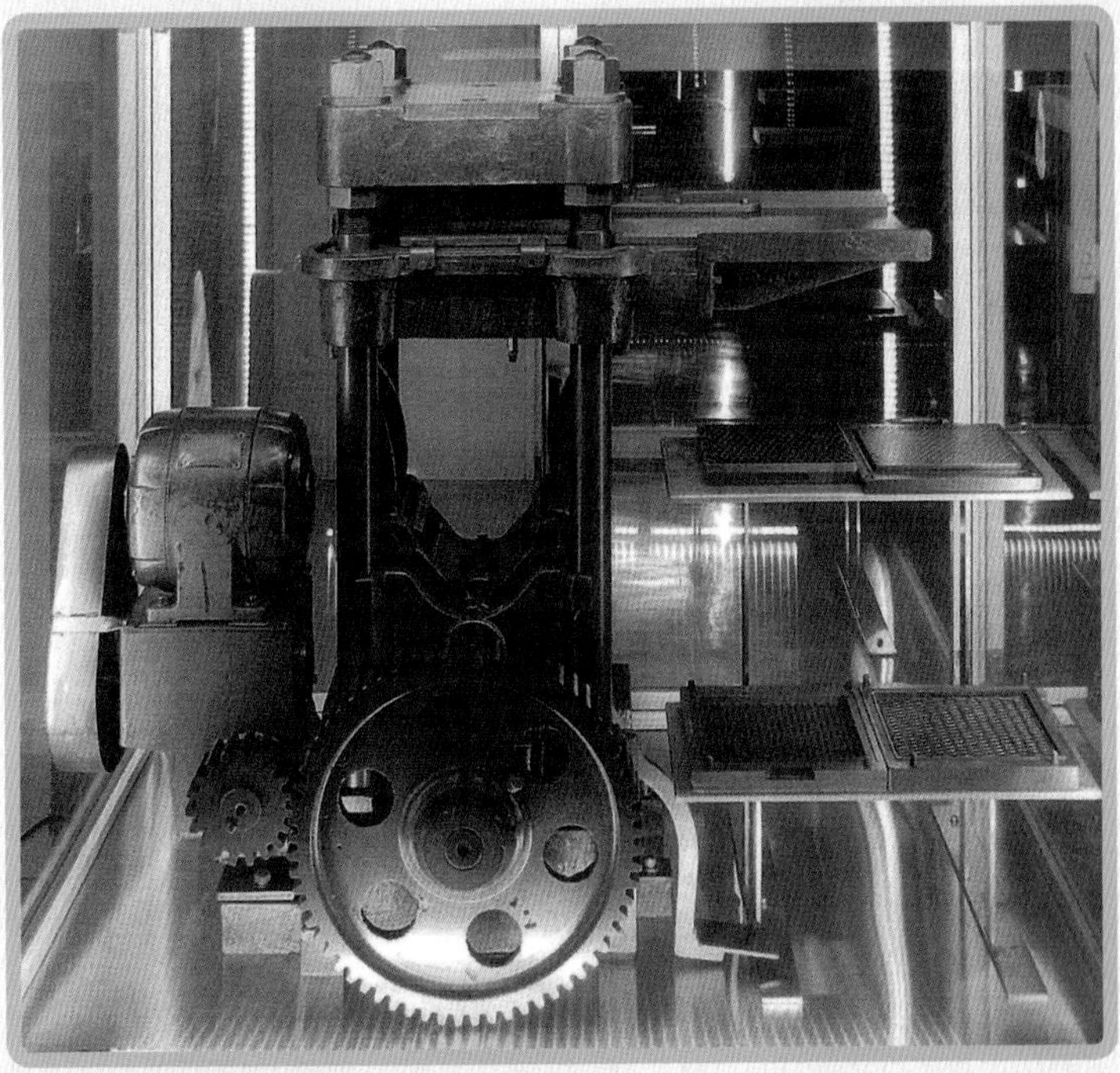

▲日本のソフトカプセル産業黎明期に使用されていた。
右側に見える正方形の平板状のものが、当時のソフトカプセルの金型である。

薬や食品のみならず
中身に何を入れるかで、
ソフトカプセルの可能性は
さらに広がっていく

用途

Chapter 4
—
Use

▼市販のカプセル配合食品（カップラーメン）

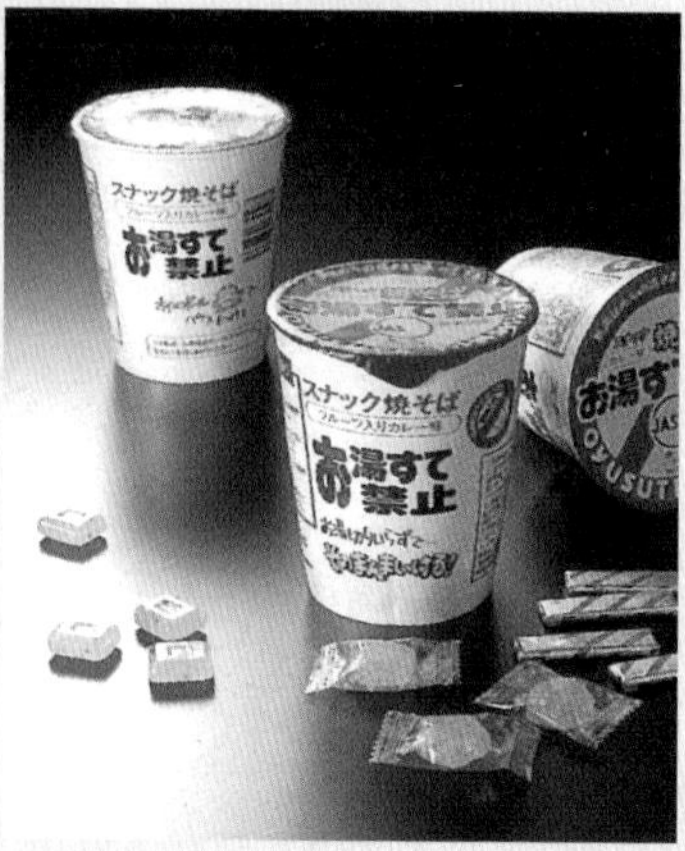

▼パンミックス粉用バターカプセル調味料

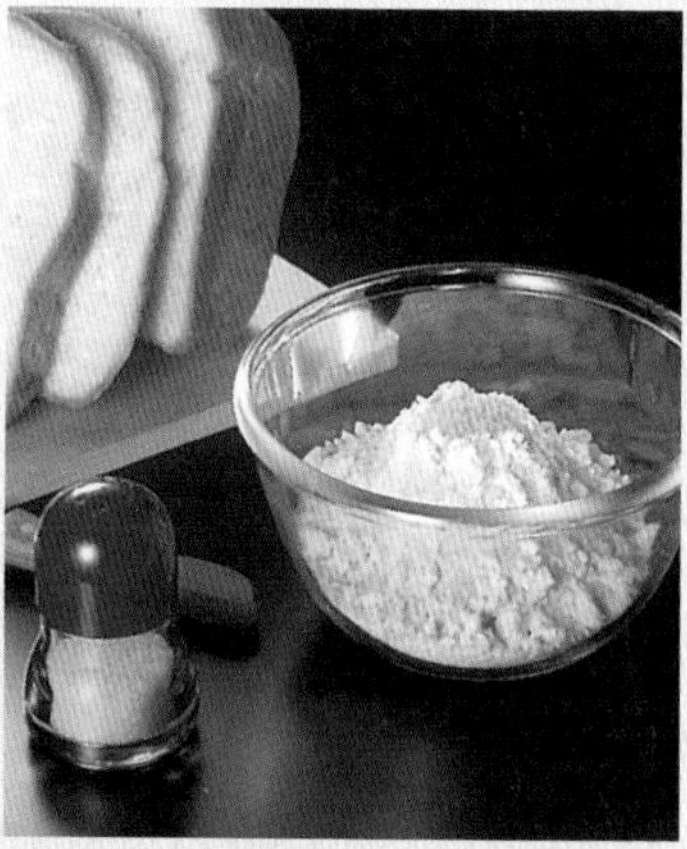

▼炊飯用栄養強化カプセル

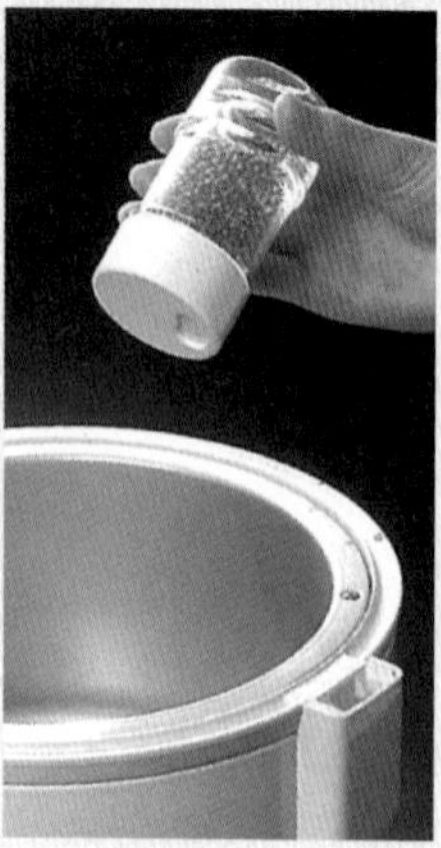

▼アイスクリーム用カプセル

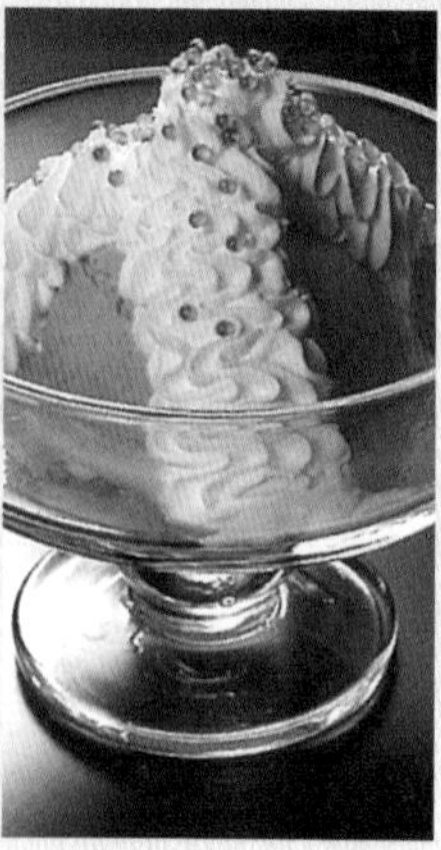

▼カプセル配合ジュース

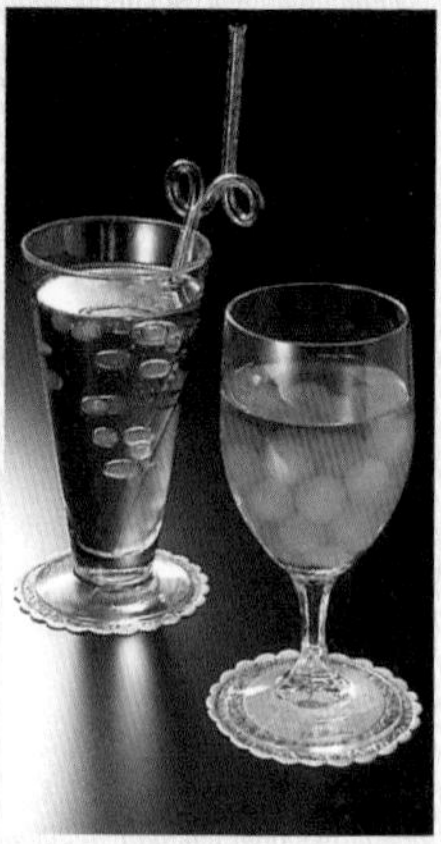

▼口内清涼菓

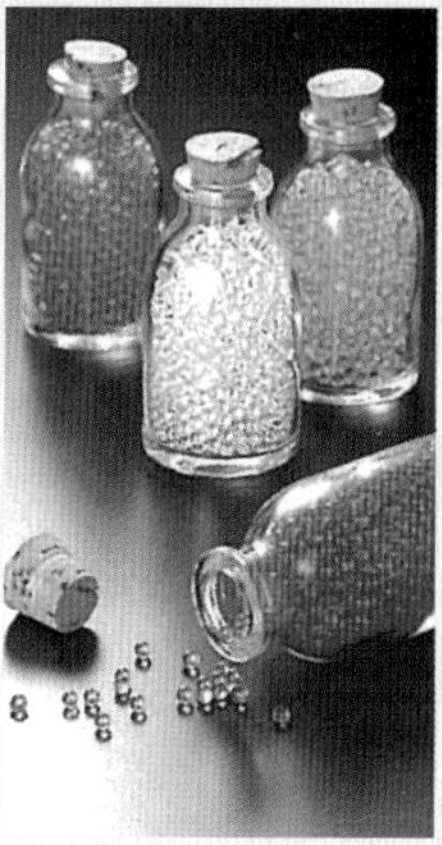

▼カプセル配合ドレッシング

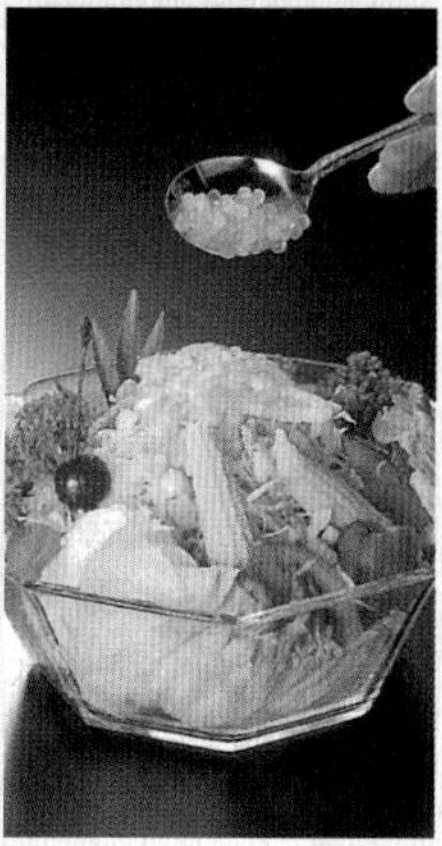

▼コピー食品（キャビア）

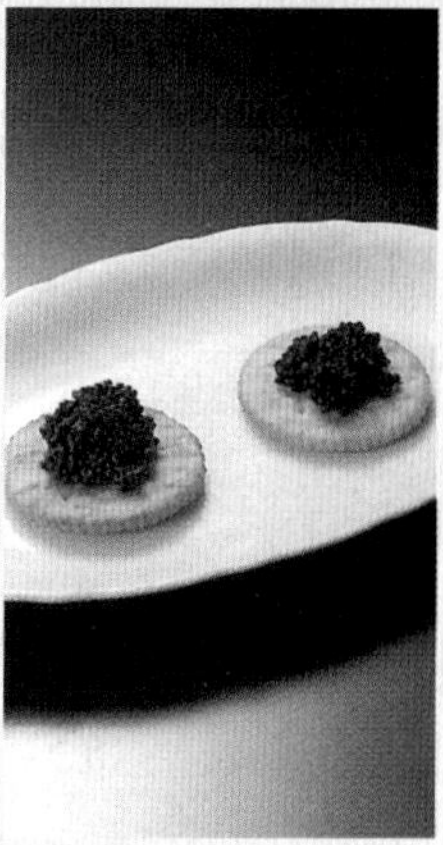

▼レンジ食品用スープカプセル

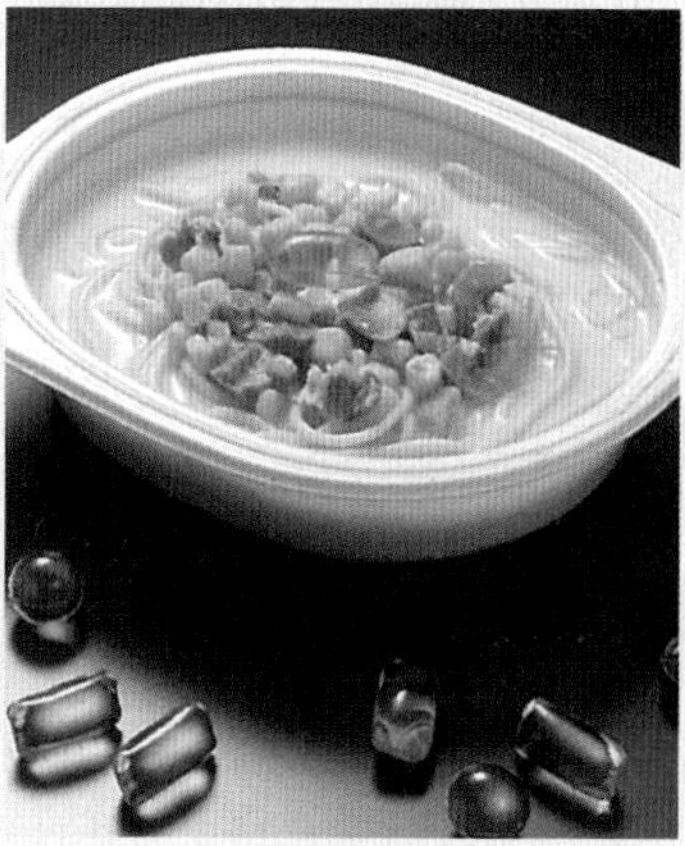

▼カプセル配合ガム・キャンディー

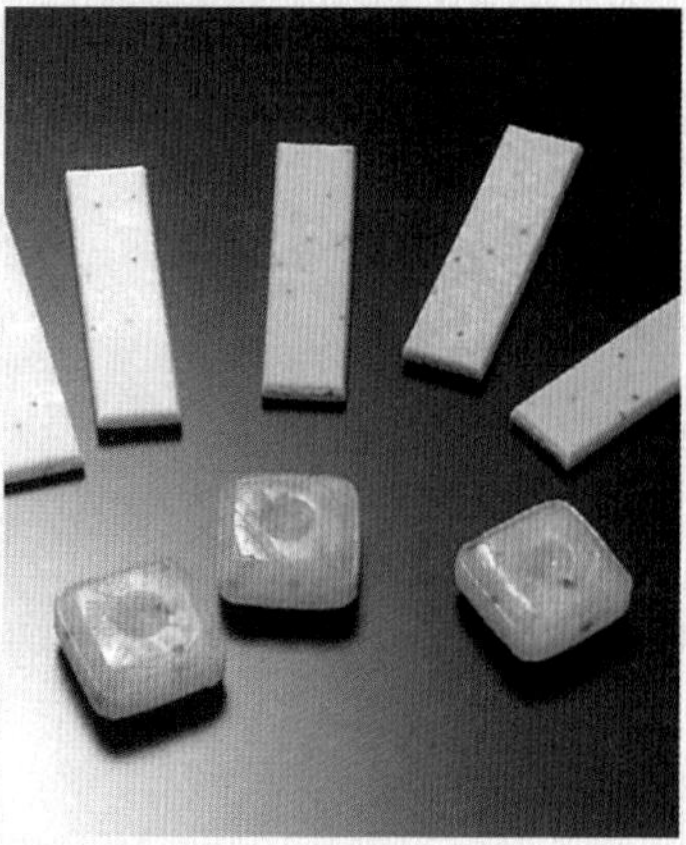

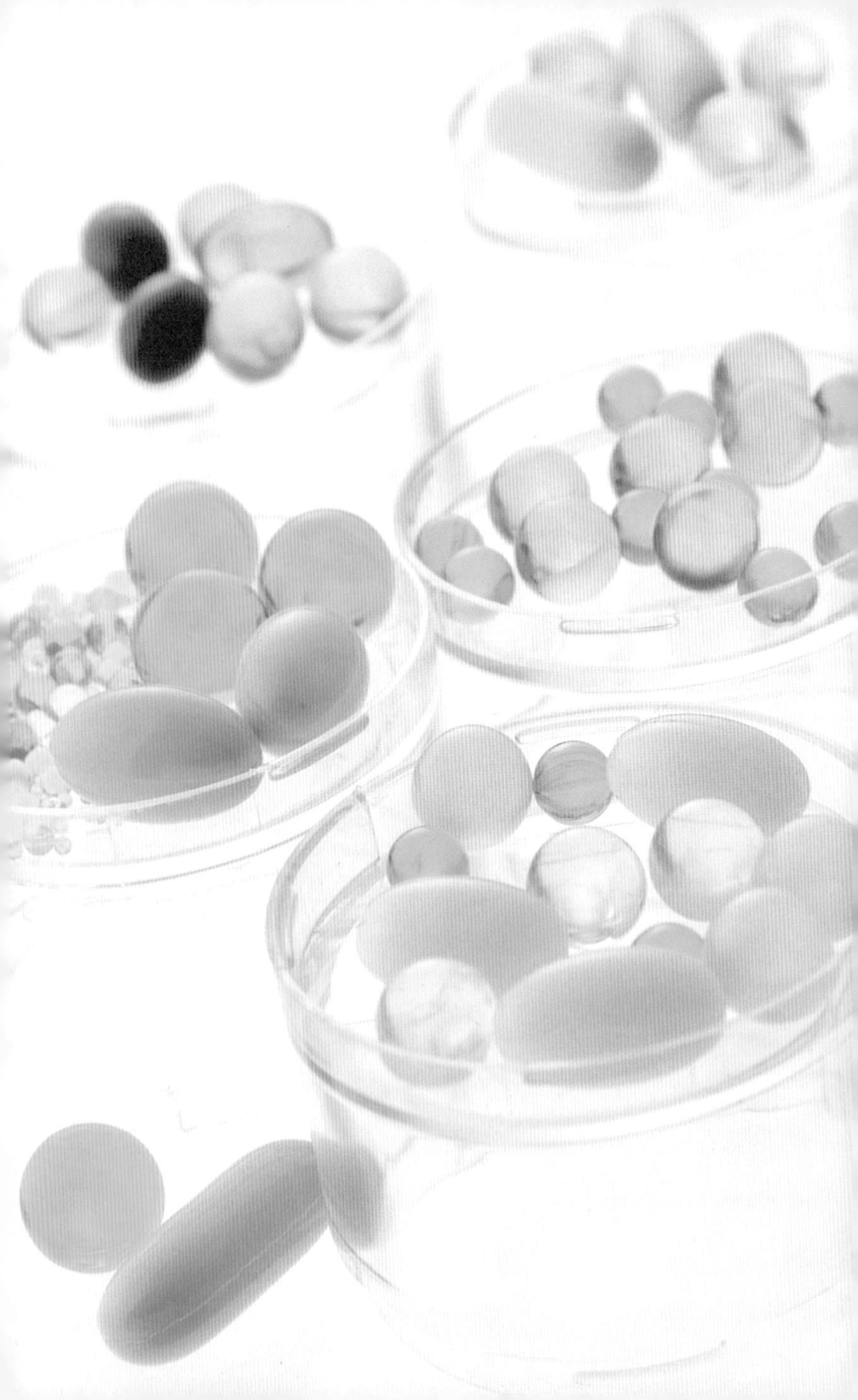

目次

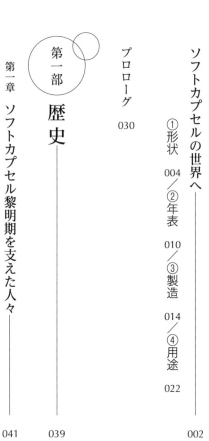

第二部　未来

プロローグ

薬を飲む。

散薬（粉薬）、錠剤、液剤、あるいはカプセル剤。私たちが手にするのは、きっと、そのいずれかであろう。

手元にある、それらの薬を子細に眺めてみる。

粉薬はまさに薬そのもの。錠剤、液剤も固めたり溶かすための混ぜ物はしてあるものの、やはり薬そのものである。

薬だから、口に入れ、そして飲み込む。胃の中で、あるいは腸で溶解し、体内に取り込まれていく。

ここでカプセル剤を手に取って眺める。

カプセル剤は、他の薬とは違う。カプセルに入った中身が薬なのである。中に入っているものは粉薬であったり液体の薬であったりする。それら一定量の薬剤を飲みやすくしたものが、カプセル剤ということになるだろうか。

では、このカプセルとは何なのか。

中身の「薬剤」については説明書などを読み、あるいはケースの裏側などに目を通して理解しているが、カプセルそのものについては、実はまったく気に留めていない。そう、まるで空気のように、意識もしなければ見てもいないのだ。

もし可能なら、いくつかの種類のカプセル剤を手に入れて、子細に見てみるといい。それは医薬品でなくともサプリメントでもかまわない。

カプセル剤といっても、そうそう単純ではないことに気付くはずだ。

まず、適当に購入してみても、カプセル剤には大きく二つの種類があることが分かる。中央で二つに分かれる硬い円筒の殻状のもの。両端に外せば、中身は取り出すことができる。これをハードカプセルと呼ぶ。

もうひとつ、指先で摘まむと軟らかい感触があるが、真ん中に線が入っている楕円形のもの（これと似た感触だが中央に線の入っていない、小さな球状のものがあるが、こちらについては後述する）。こちらはソフトカプセルという。

色はさまざま、形もさまざまだが、いずれもカプセル剤であることに変わりがない。

最初の殻状のハードカプセルは言葉どおり、私たちのイメージする「カプセル」である。最も見慣れたカプセル剤だろう。

ハードカプセルは主に顆粒状、粉状の薬を入れるのに適している。サプリメントでいうと、ビタミンCなどはハードカプセル型なので、確認してみるといい。

一方、軟らかい楕円状のもの、球状のものは、よく眺めてみると実に不思議だ。たとえば、サプリメントのビタミンEを瓶から出してみるといいだろう。

楕円形の、長い径の方に線が入っている。触った感じは軟らかいものの、爪で摘まんでみると、案外に硬度がある。口に含み歯で噛んでも、そう簡単には砕けない。ハードカプセルのようにカプセル部分と中身との差異が分からない。

これもまた、カプセルなのだろうか。私たちのイメージするカプセルとは、まったく異なった感触、そして強さを持っている。

本書において、これから、じっくりと語っていこうというのは、このソフトカプセルなのだ。

ソフトカプセル。見慣れているはずなのに、多くの人はほとんど知らずにいるもの。長い歴史を持ち、さまざまな改良が加えられてきたもの。専門に作っている人たちがいること。

そうしたソフトカプセルにまつわる、さまざまな話をこれから綴っていくつもりだ。

ハードカプセル、ソフトカプセル、そのいずれも、カプセル部分はゼラチンなどを原料として作られている。もちろん、他の細かな成分は異なっているがベースとなる材料は同じである。

しかし、触ってみてすぐに分かるように、ハードカプセルとソフトカプセルとでは、製造方法がまったく違う。

ハードカプセルは、まず容器であるカプセルを作り、このできあがった空のカプセルに内容物を入れていく。キャップ部分とボディ部分とが分かれているから、その充塡《じゅうてん》の仕方などはイメージしやすいだろう。中身の「薬」があり、器としての「カプセル」があり、そこに詰めていくわけだ。

もともと「カプセル」とは「小さな箱」を語源とし、さらには「キャップ（栓）」と「セル（小部屋、細胞）」という意味も含んでいる。つまりは、開け閉めのできる箱、出し入れのできる空間であり、まさにハードカプセルのような形状、機能を持つものこそがカプセルなのだろう。

それに対してソフトカプセルは、本来のカプセルのイメージとは違っている。

では、ソフトカプセルとはどのように作られるのだろうか。

ソフトカプセルは、日本でも戦前から作られていた。昔は、平板法といって薬の形をしたくぼみのある板に、カプセルのもととなるゼラチンを注ぎ、くぼみに薬剤を入れ、もう一枚同じようなくぼみのある板を重ねて作っていた。いわば鯛焼きを作る原理である。古くは肝油《かんゆ》を製造するための工法だった。

中に入れる薬剤は粉などの固形物ではない。ハードカプセルに入れると流れ出てしまうような液状の薬である。これらはソフトカプセルの方が適している。とくに油性の液体のものを飲みやすくするためにソフトカプセルが用いられたのだ。

平板法によるソフトカプセル製造は、一種の職人仕事であり効率は悪かったが、長きにわたって、この製造法が取られてきた。

それが一九六〇年代後半、画期的な製造法が導入される。回転金型（ロータリー・ダイ）式自動カプセル成形充填機だ。簡単に言ってしまうと、用意された薬を上から下へと流しながら、同時にゲル状のカプセルで覆っていくのである。イメージしにくいだろうが、ここではハードカプセルとはまったく異なる製造法であるということだけを知っておいてほしい。

この製造方法の変化はソフトカプセルにとって革命的な出来事でもあった。以後、ソフトカプセルは大量生産が可能となり、世の中にさまざまなソフトカプセル製品が出回ることになるのである。

その発展は目まぐるしかった。戦前は主に肝油の製造に用いられていたのだが、この工法の変化によって、いろいろな内容物が入れられるようになった。

肝油やビタミンEなどの油性液から始まり、医薬用なら粉末を含有する懸濁《けんだく》油液にも使える、あるいは粘度の高い油性液や水分を含む液状のものも入れられる。そうした薬、サプリメントから、口中清涼剤や釣りの餌、エアガン用のペイント弾など、用途は広範なものになっていったのである。


もうひとつ、小さな球状の、線の入っていないソフトカプセルがある。こちらはシームレスカプセルと呼ばれ、たとえば煙草の香りつけのため、フィルター内に入れられている。小さな粒であり、指でつぶすと中の液体が染み出してくるようになっている。

シームレスカプセルの製造法についても後述するが、カプセルの皮膜部分は数十マイクロメートルの薄さ、直径も〇・三ミリまで小さく作ることが可能なのである。形は製造方法のため球状であり、服用する薬剤だけでなく化粧品やフレーバーなどにも応用されている。

これもまたソフトカプセルの一つである。

ソフトカプセル製造の画期的な変化が起きたのは、アメリカで一九三三年に回転金型式の自動カプセル成形充填機が発明されたためである（ロバート・ポール・シーラー：Robert Pauli Scherer が開発）。

その仕組みについては、後の章で詳しく説明するが、これによって製造現場の人数が三分の一～五分の一に減少でき、さらに生産量が五倍から十倍に増えたのである。これ以降、工場の環境も大きく変化し、すべての面でがらりと様相を変えた。

この技術からスタートしたアール・ピー・シーラー社（R. P. Scherer：現在のキャタレント社）は、その業績を伸ばしていき、グローバル化を図って世界各地に手を広げていく。今も、その力は衰えておらず、全世界のソフトカプセル市場の六〇パーセントを、キャタレント社とその現地法人とが占めているといわれる。

では、日本はどうなのか。

実は、日本のソフトカプセル市場だけは、なぜかキャタレント社の力が及ばなかった。何とか参入しようと試みてきたが、今もなお日本におけるソフトカプセル市場の大半は日本企業が占めている。それも、ソフトカプセルにおける老舗《しにせ》の数社が市場の半分以上を占め、頑張り続けているのである。

どうして、そのような特殊な状況が作られたのか。

そこには、日本のソフトカプセルの発展に心血を注いだ人物たちの力が大きく寄与しているのだ。

戦前からソフトカプセルを作り続けてきた富士カプセルの加藤宣安《かとうのぶやす》。回転金型式をいち早く取り入れた東海カプセルの若尾高綱《わかおたかつな》。若尾とともに回転金型式をイギリスから導入しようと努めた加藤咲郎《さくろう》（後の富士カプセル社長）。彼らが日本の医薬品ソフトカプセル業界を牽引《けんいん》してきたといえる。

また、導入された回転金型式のソフトカプセル充填機を独自の技術で改良し、国産機として作り上げたカマタ機械の鎌田泉《かまたいずみ》氏の力も大きい。

医薬品メーカーのエーザイ、小野薬品工業などの後押しもあり、彼らによって、日本特有のソフトカプセルが作られ、海外資本の企業に押されることなく、今も作り続けられている。

もうひとつ、特筆すべきなのは、ソフトカプセル製造の企業が静岡県富士宮市、富士市を中心に存在していることである。

つまり、静岡県の一つの地域内で、日本のソフトカプセルは大きく育ち、そして日本中に広まっていったのである。

そこには、どのような歴史が、そして人間模様があったのか。

いろいろな人たちの話を聞いてみると、ソフトカプセルの歴史は、そのまま日本のサプリメントの歴史でもあることがよく分かるのである。

多くの人が医薬品として、サプリメントとして何気なく飲み、使用しているソフトカプセルであるが、そこに秘められた歴史はとても奥深く、そして豊かである。

そこには、日本人がプライドを賭けて勝ち取った技術があり、それを支えてきた多くの技術者がいる。

今の日本が忘れかけている、そうした「ものづくり」における奮闘努力や創意工夫を、ソフトカプセルの歴史をなぞり直すことで再認識すべきではないだろうか。

第一部

歴史

第一章

黎明期を支えたソフトカプセル人々

肝油とソフトカプセルの出会い

まず、肝油《かんゆ》の話から始めよう。

そう、肝油である。かつて給食の際、一粒ずつ配られた、あの肝油の話である。その頃、食していたのは正確には「肝油ドロップ」。ある年齢以上の人なら、給食の時に肝油ドロップを口に含んだ記憶があるはずだ。

肝油というのは、文字通りタラやサメなどの「肝臓から抽出した油脂」のことである。栄養分としてはビタミンA、ビタミンDなどが含まれていて、その効能は古くから知られていた。ビタミンA不足からは「夜盲症」が引き起こされるし、ビタミンD不足は「くる病」などを起こす。くる病はビタミンD不足に日光不足も相俟《あいま》って起きるのだが、幼児期の骨の形成が進まずに、脊椎や関節などが曲がってしまう病気である。

今でこそ、こうした病の原因はビタミンD不足とされているものの、栄養学などという考え方のない時代には、どうしてこのような病気が引き起こされるのか、症状が出てくるのかは不明であった。

そうした時代、人間の成長について、健康について、はたまた病について、たいていは経験に則って判断されていたのである。

これが、日本でいえば明治時代の末頃まで。

何しろ、当時は誰もビタミンの存在そのものを知らなかったのだから。

今なら、何ということもない病気であっても、原因を巡ってさまざまな流言蜚語《りゅうげんひご》が飛び交い、病気の悪化、さらには死に至らせてしまう例も少なくなかった。時には祈禱や怪しげな民間療法に頼ることも多かった（今も難病の類いは、ついついそうした「治療法」に走りがちであるが）。

ビタミンが知られていなかった時代の、有名な見立て違いの例として、文豪森鷗外《もりおうがい》（森林太郎）の関わった「脚気《かっけ》」問題がある。

鷗外は小説家であるとともに軍医としても活躍し、最終的には陸軍軍医のトップにまで上りつめている。文武両道、なかなかに優れた人なのである。

時は日露戦争の頃、日本の軍隊では脚気が横行していた。

脚気といっても、今では知らない人も多いかもしれない。それだけ克服された「病」なのである。というのも、脚気はビタミンB_1欠乏による病気だと知っていて、その栄養素を補うことで病に罹《かか》らずに済むからだ。しかし、当時は脚気というのは原因不明の病として捉えられていた。症状としては足の浮腫《むくみ》だけでなく、心臓病も引き起こし、死に至ることもあるため、決して軽い病気ではない（日露戦争での陸軍の脚気による死亡者は二万七千八百人といわれる）。原因不明だと勝手な想像もかき立てられ、「脚気というのは伝染病の一つではないか」、そんな説もあった。というよりも、それが主流を占めていた。

鷗外なども脚気は細菌によるものと推定し、伝染病と考えていた。そのため体内の細菌を根治しなくては脚気は治らないと主張していたのである。

一方、鷗外のいた陸軍に対して海軍では早くから白米に麦を交ぜた麦飯を主食としており、そのことによって脚気が起きないことは理解していた。もちろん、こちらも経験則であり、ビタミン云々という知識があったわけではない。

だから、日露戦争での脚気による死亡者は、海軍の方はゼロである。麦飯がどうして脚気に効果があるのかは分からないが、とにかく有効であると判断していたのである。

麦入り飯を食することで脚気は起きない。それに対して、陸軍は脚気は伝染病であるから食事療法など意味を持たない。それが海軍と陸軍の対応の差であった。

鷗外と同じようにドイツ医学を学んだ北里柴三郎などは「脚気は細菌によるものではない」と唱えていたが、鷗外は北里に反論し、頑なに細菌説にこだわった。

結局のところ、脚気には麦飯が有効なのは確かだと分かり、この脚気問題が後に鷗外の軍医としての能力についての疑義になり、批判ともなっていく。ただ、今でも、当時は「科学的に麦飯食と脚気との関係は不明」であるため、それを採用しなかったことにも一理あると擁護する者もいる。それはそうなのだ、一概に現在の知識でもって鷗外の判断の是非を問うことはできないだろう。

ちなみに、世界で初めて物質としてのビタミンを抽出したのは、日本人の鈴木梅太郎である。米糠《こめぬか》からビタミンB_1を分離、それを一九一〇（明治四十三）年に発表した。日露戦争の五年後のことである。

話を肝油に戻す。

実は、今でいうサプリメントとしての肝油の発売は、ビタミン発見よりも以前なのである。それも二十年以上も前のことだ。当時はサプリメントという言葉もないから、栄養強壮剤である。

まさに、経験則によって肝油というのは健康に寄与すると考えられていたのである。

一八八四（明治十七）年、伊藤千太郎商会（現在のワカサ株式会社）が「メガネ印肝油」と呼ばれる商品を売り出した。

最初は北欧から輸入された肝油を販売していたようである。それによって「肝油」というものの効用が知られるようになり、少しずつ普及していく。国内の搾油《さくゆ》技術はまだまだ未熟であり、商品としては粗悪品しか作れなかった。とくに魚の臭いが強く残ってしまい、国産のものはとても服用できるレベルではなかったのだ。

しかし、輸入品にばかり頼っていては世界的な経済動向に左右され、戦争などが起きると供給されないことも十分に考えられた。そこで、早急に搾油技術の向上と原料の確保を目指すことになる。

肝油製造には、多くの参入者があったようだ。明治維新から十数年、文明開化の雰囲気が至るところに立ち込めていた。未開拓の分野には魅力がある。さらに、薬九層倍《くそうばい》という言葉があるように、原価に比べて薬はとてつもなく高価である。つまり、それだけ儲けが大きいということだ。そして、いつの時代も薬効のあるものは需要がある。誰も彼もが肝油製造へと群がってきて、搾油技術も高まっていった。

そうした競争によって何とか国内産の肝油も作られるようになったのだが、この頃は、まだ固形ではなく液状であり、味つけもされていなかった。そのため、魚独特の臭みが残ったままであった。

　ただ、栄養補助食品（戦後までは大衆薬扱い）としての効果は歴然としていた。肝油を摂取することで、確実に夜盲症やくる病は未然に防げたし、すでに引き起こされていたそういった症状の改善もみられたのである。

「なぜ、効果があるのか」までは判明していないが、どうやら成長期にある子どもたちには必要な栄養が含まれているようである。薄々、そのことを理解する。肝油とは、そのような「薬品」であった。

　そうはいっても、魚の臭気ばかりはいかんともしがたい。大人でさえ辟易《へきえき》するのだから、子どもにはさらに不評である。それで、大人たちは手を替え品を替えて飲ませようとした。ショウガや砂糖を混ぜたり鼻を摘《つま》ませたり、さまざまな工夫がなされた。

　肝油の精製法が大きく改良されるのは、伊藤千太郎商会の商品発売から、さらに二十年以上を経てのことである。

　一九〇八（明治四十一）年、東京帝国大学の薬物学教授の高橋順太郎が、より純粋な肝油の抽出に成功する。この時に魚の臭いは相当軽減されたため、この精製された肝油に甘みを加えてシロップとしたものが三共（現在の第一三共）から発売された。

ちょうど日露戦争と第一次世界大戦との狭間の時期である。国民皆兵が徹底しつつあり、国家としては兵としての肉体的な質の向上も図っていた（もちろん、兵隊としての需要は男子を対象としていた）。成長期の栄養不良の改善は国家的な目標でもあったのだ。

さらに、その三年後の一九一一（明治四十四）年、薬学の研究者であった河合亀太郎が、液状の肝油を安定化させることに成功。つまり、液体を固形化することができたのである。柔らかなゼリー状ではあったが、肝油ゼリー、そして砂糖をまぶしたドロップ式の肝油が初めて登場することになる。

この時、河合はミツワ石鹸（石鹸だけでなく医薬品も製造していた）のミツワ研究所に所属していたため、商品名は「ミツワ肝油ドロップ」であった。

子どもにとって、液状よりドロップ式の方が飲みやすい。おまけに、河合はドロップに甘みをまぶし、より口に入れやすくした。

ここで肝油は一気に国民的な家庭薬として浸透し、地位を確立していく。

一九二三（大正十二）年に、河合は河合製薬所を創立。抽出した肝油の安定化とともに、臭いをもっと薄くする方法や有効成分の濃縮化（この頃にはビタミンの存在が判明してきたため）などでも改善を重ねていく。河合の創り出した肝油ドロップが子どもの健康教育をターゲットとして、学校用肝油ドロップとして売り出されるのは、一九三二（昭和七）年のことである。ミツワ肝油ドロップは「カワイ肝油ドロップ」と名を変えて、今もなお肝油の定番商品として売られている。

このように明治時代から長きにわたって日本国民の「健康」に大なり小なり影響を与え続けてきたサプリメントが「肝油」であるといえる。

肝油は魚のタラやサメ、エイなどの肝臓に含まれる油脂から抽出されたエキスである。その液状の安定化を図ってゼリー状にし固めたものが、ミツワ肝油ドロップ（後のカワイ肝油ドロップ）だった。

一方、液状の肝油も消え去ったわけではない。まだまだ出回っていた。ただ、固形の肝油ドロップに比べると、どうしても服用しにくい。利便性で、固形化されたものには敵わなかった。

ミツワ肝油ドロップの一人勝ちの状態が続き、液状の肝油はひたすら旗色が悪かったのだ。ただ、液状の肝油にもメリットはある。成分が、より濃縮されているのである。同じ量ならば、液体の方が栄養価は高い。

栄養価は高く、それでいて服用しやすい方法……そこに登場するのが、カプセルなのである。

液体の肝油をカプセルに詰めることで、飲みにくさは解消される。さらに、成分も濃縮したものを作れるはずだ。これなら、十分に肝油ドロップに対抗できるのではないか。

ここに内藤豊次《とよじ》という人物が現れる。

内藤は田辺元三郎商店（現在の田辺三菱製薬）に在籍し、肝油剤「ハリバ」を開発した。肝油としてはかなり濃厚な代物で、効能は抜群。さらにマンガなどと連動した広告で売上を伸ばしていった（「ハリバ」がハリバットの略だとしたら、オヒョウから取った肝油だと思われる）。

この内藤の開発したハリバこそが、カプセル型の肝油であった。

ハリバは一日に必要なビタミンA、Dを摂取するのに「一日一粒」を売り文句とした。それだけ濃厚な肝油を一粒に入れられたのは、液体をカプセルに詰め込んだからである。しかし、内容物が液体だからハードカプセルは使えない。

ここにおいて「ソフトカプセル」がいよいよ脚光を浴びることになる。

ソフトカプセルとは、肝油製造でその利点が十全に発揮されたのだ。

たとえば、内容物の均一性が高いということがある。錠剤やハードカプセルでは、一粒ごとに成分を均一にしていくことがかなり難しい（昭和初期には、それだけの技術がまだ確立されていなかった）。とくに微量成分になればなるほど、この均一化のメリットは活かされていく。

また、ソフトカプセルにすることで内容物の異臭などが防止できる。液状の肝油は魚の臭いを多く残していた。カプセルに閉じ込めることで臭いも密封できた。

カプセルは胃でその皮膜が溶けてしまえば、内容物が液体だから体内への吸収も早い（これは、他の薬剤でも使用される利点である）。

さらに、カプセルの皮膜部分に色や味などをつけることが簡単だから、商品としての特徴を出しやすいというメリットもある。

ある症状に効果があることが実証されると、他の症状にも効くのではないか、多くの薬はそういう風に捉えられる。これは、昔も今も同じである。田辺商店は、ハリバについてハリバ軟膏という製品も売り出すことにした。「肝油を外用すると損傷の治りが非常に早い」（効能書きより）ことから、塗り薬として売られたのだ。「擦傷、創傷、凍傷、火傷」などあらゆる傷、さらには水虫、褥瘡《じょくそう》、汗疹、湿疹などにも効果ありとされ、肝油を使った痔疾用の坐薬も売り出されている。

このような良質な肝油を作った内藤は独立し、日本初のビタミンE製剤「ユベラ」も開発し、販売した。

現在でこそビタミンEはよく知られたサプリメントであるが、当時、どれだけその名を知られていたかは疑問である。その、いまだ認知されていないビタミン製剤を売り出したというのだから、内藤豊次という人物も相当に先を見越していたといえる。

内藤は、後に日本衛材株式会社を設立する（現在のエーザイ）。この「エーザイ」と「ビタミンE」という二つのキーワードは、覚えておいてほしい。

食糧不足の終戦直後、肝油が注目される

ドロップ、ソフトカプセルの形状が広く受け入れられ、肝油は、単に子どもだけではなく大人の栄養補助食品としても人気となっていく。当然、競合する会社もたくさん出てきた。

肝油の効能がどのように捉えられていたかは、当時の広告を見るとよく分かる。一九四一

（昭和十六）年のミツワ肝油ドロップの広告には、「鍛えよ肉體《にくたい》」「激務に耐える身体を創る」などのコピーが見える。同時期のハリバの広告のコピーには「ハリバ服《の》む人無欠勤《むけっきん》」「病気に罹《かか》るな……欠勤するな！」というものがあり、戦時中の肝油の扱いが分かって、とても興味深い。あまりに効果を高く見積もり過ぎている傾向はあるものの、当時の「肝油信仰」の実態が分かる。

こうした肝油信仰は、食糧難と結び付いていたことも確かである。戦時中の栄養事情は戦争が激化していくごとに厳しいものとなっていった。

食糧は配給制となり、太平洋戦争が始まった当初は成年男子一日二合三勺《しゃく》（約三百三十グラム）だった配給米が、やがてジャガイモ、サツマイモ、トウモロコシ、コーリャンへと替わっていった。副食の野菜、魚にしても同様である。魚の配給は、一日一人五十グラムとされていたが、終戦の直前にはゼロとなっている。

こうした食糧難は戦争中から、さらに終戦後になっても続いていった。おまけに、一九四五（昭和二十）年には、それまでの農家の人員不足（男の働き手を徴兵で取られてしまった）によって田園が荒廃したため、大凶作となった。米は平年の三分の二しか収穫できなかった。配給だけでは必要な栄養分が取れない状態が続き、多くの国民が闇物資に頼ることになる。

一九四七（昭和二十二）年十月十一日には、東京地方裁判所判事が闇物資を拒否して配給される食糧だけに頼った末、栄養失調で死亡するという事件が起きる。

この時代、大人も子どもも、腹をすかせながら生きていた。

肝油が、再びクローズアップされたのはこのためである。河合製薬では、終戦直後から学校の給食用の肝油ドロップ製造を再開。工場も拡張、拡大していった。そして、他の会社もまた肝油の製造を再スタートさせる。

日本人の栄養事情と肝油とは密接に繋がりながら普及していった。

その肝油とは、ソフトカプセルに適した素材だった。子ども向けの肝油ドロップとは別に、液体を入れたソフトカプセルの肝油もまた大流行の兆しを見せる。

ここで肝油カプセルの立役者、いや、日本のソフトカプセル黎明期《れいめいき》における立役者、富士カプセル創業者、加藤宣安《かとうのぶやす》がいよいよ登場してくることになる。

日本におけるソフトカプセル史は、加藤宣安の名を抜きに記せない。それほど重要な人物なのである。

「業界」を生み出した男、加藤宣安

加藤宣安の生まれは一九〇一（明治三十四）年であるから、やんごとなきお方である昭和天皇と同い年ということになる。徳島県三好郡山城町出身。もともと独立自尊の心が強かったようで、幼い頃から自ら商売を興そうという気持ちを持っていたようである。

一九一八（大正七）年に大阪商船に入社、三等機関士として船員生活を始める。貨物の輸送船に乗り込み、さまざまな水産物を運んだという。その中で水産業界と繋がりが生まれる。このことが、加藤に「肝油」への関心を植えつけたと、一九八九（平成元）年に富士カプセル創業五十周年記念として作られた社史『カプセルと富士』にさりげなく書かれてある。

確かに、大正末期から昭和初期といえば日本海におけるタラ漁の盛んな時期である。タラ漁はもともと北陸が本場であり、その漁法が移民の手によって北海道に伝わった。そのため、北海道の函館地域や小樽近辺には「タラ釣り節」「タラ釣り口説《くどき》」という民謡が数多く残っている。

タラの豊漁を横目で眺めつつ、加藤は第一次産業としての水産業よりも、水揚げされた水産物を加工していく第二次産業に強く惹かれていく。そして、タラの肝臓から抽出される肝油のことが頭に強く残っていた。

先述したように、初期には輸入に頼っていた肝油が、自前で原料を調達できるようになったのは、日露戦争に勝利し樺太（現在のサハリン）の南半分を領有できたことも大きい。漁場が広がったことで、タラの漁獲量が格段に増えていったからである。

加藤は貨物船の機関士を五年で辞め、昭和初年には東京に移り住んでいる。

社史の年表によると、一九二七（昭和二）年に東京・本所にある国華製薬に入社。「父加藤信一と協力、米国コルトン社製ゼラチン軟カプセルを製造し、東京・大阪で販売する」とある。これには、少し説明を付さないといけないだろう。

「ゼラチン軟カプセル」とは、ゼラチンを原料とするソフトカプセルということである。つまりは、今でも作られているソフトカプセルであり、その製造をスタートさせたのだ。アメリカのコルトン社製のソフトカプセル製造機によって、ソフトカプセルを製造し、販売した、というわけだ。この時のソフトカプセルこそが肝油カプセルだったのである。

この米国製の「平板法プレス式」の機械による製造技術を習得し、初めて日本で稼働したのは、加藤宣安の手によってであった。

貨物船の機関士として水産品に目をつけ、そこから「肝油」へと発想を広げていった。そこまでは理解できる。

では、どうして肝油「カプセル」だったのだろう。

その理由について、社史でこのように説明されている。

肝油ゼリー、肝油ドロップは、あくまで学童を対象とした栄養補助のための商品である。末端価格はそれほど高く設定できない。自社で大量に製造するのなら採算は取れるかもしれないが、少量の生産では採算割れを起こしてしまう。実際に、戦時中に原材料の高騰《こうとう》などで肝油ドロップ製造をやめてしまった会社も少なくなかった。

ここからは推測だが、単価を高く設定するには、内容物を充実させ、大人向けの製品にする必要がある。そのためには液体のままの肝油の方がいい。液体の肝油を服用しやすくするには……きっと、加藤はそのような思考をたどったのではないかと思える。

考えに考えた末、たどり着いたのがソフトカプセルであった。

国華製薬入社の六年後には、東京・本所にあった日本薬業機械（現在のニチヤク）の「代表者小川氏」と協力して、国産カプセル製造機を開発して、肝油カプセルの製造をスタートさせている。

これは、きっと受託製造が中心だったと思われる。その後もソフトカプセル業界とは、実はほとんどが受託製造によって成り立っていくのだが、それについては後の章で詳しく述べるつもりだ。

社史の年表によると、加藤はこのすぐ後に東京・蒲田《かまた》にある「亀田製作所に軟カプセル設備をもって入社」する。そして、そこで本格的な他社のソフトカプセルの受託製造を行うのである。

一九三九（昭和十四）年十月、満を持してだろうか、加藤は仲間三人とともに三和製薬株式会社を創立する（一九四九年、富士カプセル株式会社に社名変更）。加藤が社長である。ここにおいて、自社の肝油カプセルも作りつつ、他社からの受託製造も行っていくようになる。

さて、加藤が携わったソフトカプセルの受託製造とは、田辺元三郎商店の内藤豊次が開発した肝油剤「ハリバ」だったのか。

その点を調べてみたが、実はよく分からない。ただ、どうも、そうではないようだ。別の会社の肝油であった可能性の方が高い。

というのも、『カプセルと富士』に、エーザイ会長（当時）、内藤祐次が「ともに歩んだ戦後の昭和」と題した一文を寄せている。そこに、次のような記述があるのだ。

《昭和14年を創業とする貴社と、昭和11年、合資会社・桜ケ丘研究所の設立を弊社エーザイ

の萌芽とする両社には、風雪の強い茨の道を同じように歩んできたという共通の半世紀がある》

そして《貴社とのお付き合いは、そもそも、戦後復興の足掛りを模索し始めた昭和22年に始まる》とも記されている。

この内藤会長の文章を読むと、戦前のエーザイ、「日本衛材」は埼玉県の本庄に製糸工場を改装した町工場を一つ所有するだけの小さな会社だったことが分かる。そこで「肝油の軟カプセル」を筆頭に、「解熱薬、目薬、胃散、駆虫錠」といった処方箋がなくても買える薬品類を製造していた。自転車操業的な、細々とした操業だったという。

ソフトカプセルについては《機械設備に乏しく人力による手作業が多かった当時の工程にあって》、とくに《貴重な設備である足踏式平板法のカプセル製造機》を使っていたのである。つまり、日本衛材は自社において、薬剤とカプセルの装填を行っていたということだ。

ところが、そのカプセル製造機を《工場のボヤで焼失》してしまう。

製品を作れないために生産は滞り、どうにも困ってしまっていた時に、人を介して知り合ったのが加藤であった。その時にソフトカプセルへの装填という工程を助けてもらったことが《ご縁の始まり》ということになる。

これを読む限り、加藤とエーザイとの出会いは、やはり終戦後のことになる。ボヤ騒ぎ以降に富士カプセルとエーザイとの付き合いが始まり、受託製造が行われるようになったと見るべきだろう。

ここで気になる語が、内藤の文章中に出てくる。

「足踏式平板法のカプセル製造機」だ。

これは、先の米国製の機械と同じなのか。その点は判明していない。

ただ、これが平板法プレス式というもので、日本のソフトカプセルにおいて、半世紀にわたってソフトカプセル製造を担っていく機械なのである。一九六〇年代後半に、まったく新しい製造機が日本のソフトカプセル業界に導入されるまで、この平板法の製造機は使われ続けていく。

日本のソフトカプセル黎明期は平板法とともに明けていったといってもいい。

ソフトカプセルとはどのようなものか？

ここで改めてソフトカプセルについて説明しよう。

カプセルにはハードカプセルとソフトカプセルがあるというのは、前に述べた通りである。ハードカプセルは硬い殻を二つ組み合わせて作る。だから、粉状の薬剤には適しているが、液状のものは繋ぎ目からこぼれてしまうために使えない。

肝油は初め液体のまま服用していたものの、何とか工夫して固形化させて、ゼリー状にしたりと、さまざまな工夫がなされて飲まれるようになったのである。

しかし、それでは栄養素が薄まってしまう。何とか液体をカプセルに詰め込めないか。

そこで採用されたのがソフトカプセルであった。

実は、ソフトカプセルそのものの歴史は古い。フランスで、一八三三年に天然高分子であるゼラチンをベースに、グリセリン（グリセロール）などを添加して皮膜とし、中に油性の液体を入れてカプセル化したという記録がある。まさにソフトカプセルだ。日本でいえば天保年間であるから、この分野ではヨーロッパがかなり進んでいたようだ。

その頃のソフトカプセルというのは、ゼラチン溶液に皮袋を浸して周囲に張りついた膜が固まったところで皮袋を抜き取りカプセルとし、そこに液体を入れるというまったく手作業の方式だった。ただ、こうして作られたソフトカプセルが実際にどれだけ普及していたかは疑問である。大量生産はできないし、カプセル内に入れるべき薬剤の形状も多様ではなかったはずだから。

具体的に、ソフトカプセルが「打ち抜き法」と呼ばれる方式で作り出されるのは、もう少し後のことである。そして、この打ち抜き法の一つが平板法なのだ（あくまで、平板法は打ち抜き法の「一つ」である、そのことを頭の片隅に置いておいてほしい）。

打ち抜き法とは、簡単にいうと鯛焼きを作る要領である。鯛焼きはくぼみ（型）のある鉄板二枚の間にコロモとアンを入れて、重ねて焼く。できあがってからぱかっと鉄板を外せば、3Dの鯛ができあがっているというわけだ（タコ焼きの場合は、片面だけの鉄板で、その球形のくぼみで転がして作るため、打ち抜き法ではない）。

足踏式平板法のカプセル製造機は、この鯛焼き作りを、より機械的にしたようなものである。まず、「伸展機」という機械がある。ここに高温で溶かしたゼラチンを流し込んで引き伸ばして一枚のシートにするのである。高さは百八十センチ、幅四十五センチ、伸展板の長さ百センチとかなり大きい。大きな釜がついていて、ここでゼラチンを溶かして（十キロ分を

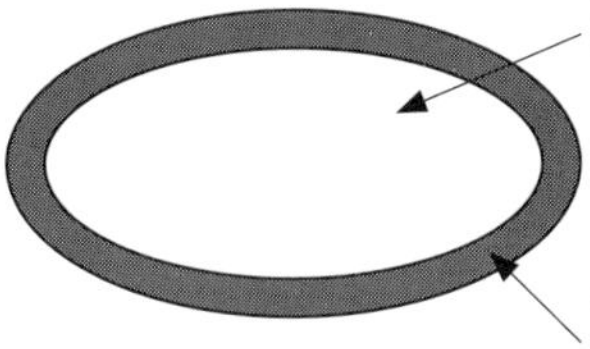

図1　ソフトカプセルの模式図

溶かせる）、伸展板の上に流し込み、正確な大きさ、厚さのゼラチンシートを作成する。ここで均一なシートを作ることが肝心である。

次が、いよいよ平板法のカプセルプレス機である。

形状、大きさといい、あたかも町工場などにある旋盤機やプレス機を思わせる。

大きさは高さ百十センチ、幅八十五センチ、長さ百二十五センチ。下部にモーターや大きな歯車が付いていて、上部にプレス部分がある。下部の歯車の部分にペダルがあり、これを踏むことで操作を行う。

イメージとしては、銅版画などの圧縮機である。プレス部分に、カプセルの金型をはめるのだが、これはおよそ三十五センチ四方の下型と枠、それに上型を重ねたものだ。下型、上型ともに細かなくぼみがいくつも開いている。つまり、くぼみの一つ一つがカプセルになるわけだ。ここにゼラチンシート、薬剤、そしてゼラチンシートを挟み、上下からプレスする。

ただ、強い力で押し付ければいいというわけではないのは、長年の経験によって判明したようだ。当時最新鋭の平板法の製造機は、圧縮が最大の力を発揮した際に運転を停止するように設計されていた。それによってゼラチンの付着をスムーズに行う。また、薬剤が流れ出すのを防ぐこともできる。

一定時間、プレスした後にぱかっと開くと、ソフトカプセルができているのだ。ただ、鯛焼きを作る際、羽根の部分ができるように（ギョーザでもできる、横のひらひら）、ソフトカプセルにもカプセルとカプセルとの間に薄いゼラチン膜の羽根が作られる。それはすべて無駄になるのだが、これが結構な量になるのだった。

平板法を用いる以上、それは仕方のないことと諦められていた。

なお、ソフトカプセルにおける「ゼラチン」というものも、実は内容物以上に重要な役割を果たすのだが、これについては章を改めて解説する。

こうした平板法はバッチ式とも呼ばれるが、「バッチ」とは窯などでパンや焼き物を一度に焼ける分のことをいう。ソフトカプセルとはまさに、バッチなのだ。

平板法時代の苦労

平板法における作業を、働き手たちはどのようにして行ってきたのだろう。

ある古い資料に、小説仕立てではあるが、戦前のソフトカプセル製造工場の描写があった。季節は夏。

かいつまんで、説明する。これは加藤宣安の工場の話であると思われる。

作業場は板敷き、油で黒光りしていた。その中央に平板式充塡機《じゆうてんき》（平板法プレス式の機械）が二台置かれている。伸展機が並んで置かれ、窓際に銅製の仕込み釜が四個あった。右手の一番奥に扉のついた棚があり、下方から扇風機が棚に向けて風を送っている。棚にカプセルが並んでいるのが見え、それらは汗をかいているようだった。

部屋の中には膠《にかわ》の臭いと種々の薬品の臭いが入り混じり、独特の臭気、それに音とが混在していた。

普段は十人ほどが立ち働いているはずだが、この描写では人がおらず、ただ、棚のカプセルが乾燥させられているだけだった。

女性が扇風機をさらに一台運んでくる。それを棚に向け、さらに風を強くする。

湿度の高い夏、カプセルを乾燥させるのは一苦労だったようである。

実際に、平板法の機械の作業について「慣れてくると、それほど辛いものじゃなかった」と話す人もいる。

かつて平板法を操作したことのある男性は、こう語ってくれた。

「ゼラチンというのは、膠を溶かすんだけど、これは粉末ではないんですよ。干したやつが棒みたいになっている。それをボキンボキンと折って、釜の中に入れる。水が三〇パーセント、グリセリンが二五パーセント、そして残りがゼラチン。それを入れた釜は三十キロぐらいになるんです。それを持って大型のガスコンロにかけて、朝から溶かしていく。その日の作業量や気温によっては前の晩から火にかけることもありました。それを洗面器みたいな器に入れてからジョウロに注ぎ、鉄板にかける。まだ熱いですよ。それが冷めるとゼラチンシートになるんです。シワができるんですけど、そのシワによってシートの硬さがちょうどいいかどうか分かるんだね。今度は、そのシートを下の金型に載せ、肝油などの油を注ぎ、またシートを載せる。サンドイッチ状態です。そこに上の金型を載せて、プレス機の中に入れ、足踏みで踏むと、ぐーっと持ち上がっていく。圧力をかけているんです。上まで行くと、カチャッと止まる瞬間に一、二秒の間がある。その間に金型と金型とが押し付けられてシートが切られる。プレス機から外して、金型を開けると、ソフトカプセルができているんですが、まだ水分を多く含んでいるので軟らかいんです。次に乾燥させてできあがりになるわけ」

こうした工場での作業について、リアルな談話が社史『カプセルと富士』に断片的にではあるが掲載されている。

「富士カプセルOB・OG座談会　50年を振り返って……」と題された座談会だ。参加者は男性十一人、女性十二人、ほとんどが定年退職している旧社員だ。一九六〇年代初頭の話題が中心である。ただ、語られている作業そのものは昔と変わらないし、一人一人の発言は克明だ。

そこから、平板法に関する記述を拾っていく。

座談会は、司会を務めた近藤の「昔のゼラチンの仕込み方法とか、50年間という長い間経験してきた過去の実績と、失敗という貴重な教訓を、末永く伝える意味でも、苦労話や思い出話をしていただきたい」という言葉をきっかけにスタートした。

《A　昭和36年6月から働かせていただきましたが、その頃は亡くなられた社長さん（※加藤宣安のこと）も、夏には甚兵衛を着て一緒にプレスを踏んで共に仕事をしたんです。》

このプレスというのは平板法の足踏式プレス機で、当時は二台設置されていたと証言している。

《B（※昭和35年入社の女性）主に「皮むき」をやりました。（笑）

山田　当時、皮むきというのは、一緒に働いている人の中では、みんなが一目おいた役だったね。皮むきになるには大変だったんですよ。

C（※私は）入社して最初は球落としから始まったね。

D　こっちがふくらんだり、あっちが小さくなったりで頭を使って、こっちを冷やしたりあっちを冷やしたりして……。

E　鉄板掃除を3年位やりましたね。それから皮むきをやったですね（笑）。

D　10何年と型おこしをやったんだから…。毎日同じことを変わらないでやるんです。

山田　皮むきのおばさんが一番えばっていたね（笑）。こわかったよ（笑）。》

「皮むき」というのは、金型からカプセルを外すことである。まさに、皮をむくようにしてカプセルの並んだ膜をはがしていく。これが、なかなか難しかったそうだ。金型にひっついた膜をきれいにはがさなくては、カプセルそのものが壊れてしまうからだ。

「球落とし」というのは、この膜からカプセル部分だけを落とす作業である。これは比較的、新人でもできる仕事となっていた。

「型おこし」というのは、皮むきの前段階の金型を起こす作業。

「皮むきのおばさんが一番えばっていた」というように、皮むき作業が最も重要であったのだ。

Dさんの言う「こっちがふくらんだり、あっちが小さくなったり」というのは、カプセルの出来具合が不均一になるということで、冷やすことによってその調整をしていたのだろう。とにかく、平板法プレス式では不良品の比率が高かった。二つくっついてしまったもの、内容液がはみだしたもの、相当量のロスが出てくる。

《**秋田谷**　今は不良球を探すのに大変だけれど、当時は良球を探すのに大変だったですよ。不良率45％位で、プレス機に1番から12番まで番号をつけて、どのプレスがよいか、競争したんです。》

《(※歩留まりが)いいところで70%位かな》と発言しているので、不良率はかなり頑張っても三〇パーセントぐらいにしか落とせなかったようだ。とにかく平板法というのは、歩留まりの良くない製造機だった。

体を張った作業も行われた

この座談会で語られた談話からも分かる通り平板法は、決して楽な仕事ではなかった。それは、重労働だというだけでなく、薬品を使った作業も多かったからである。

《山田　「むき」というのは男子だけの仕事です。乾燥室から、その前の日に仕上ったカプセルを、トリクレンとか、トリクロエチレンとかで、みんな朝4時から早出をして洗うわけです。

秋田谷　今では考えられないけれど、昔は朝4時に来て、トリクレンを大きいボールに入

れて、ガスで温めて洗うんです。そうしないと冷たくて、手がいうことをきかなくて洗えないのですよ。》

「むき」というのは、乾燥させ、できあがったカプセルを薬品によって洗浄する作業である。ここに書かれている「トリクレン」と「トリクロロエチレン」は、「トリクロロエチレン」のことだが、ドライクリーニングの溶剤にも使われている。揮発性が高いため、洗ってもすぐに気体になってしまう。人体への悪影響が指摘されているが、もちろん、六十年ほど前の環境意識と現在とは異なる。少なくとも、かつてはそれが普通だったのである。

また、こんな証言もある。

《J　私もいろいろやりました。プレスにゼラチン回収、それから乾燥室。仕込みも少しやりました。やらなかったのは試験室と事務系統だけです。昔はゼラチン回収というと、プレスで打ったアミを粉砕機にかけて、それをクロロエタンで洗う。マスクや手袋なんてとんでもない、素手でパシャパシャ洗いました。夕方になると、いい気持ちでホロホロ気分になっちゃって帰ったのを覚えています。》

もちろん揮発性の高い溶剤であるため、吸い込んでしまい、「ホロホロ気分」（有機溶剤中毒の一種）になってしまうのだ。この作業は三十分交代で行われたが、それでも、時には倒れる者がいた。応急処置を施し、事なきを得た。

このJさんは、さらに次のような回想も披露している。

《J　仕込みのお手伝いは色の出方など、すごく面白くて、脱泡をフラスコでするのが好きで、やるやると言ってやらしてもらいました。10キロか20キロしか仕込まないので、一つ一つかきまわすんです。夏は40度位の暑さで汗だくになったけれど、仕込みは面白い所でした。》

また、液体の肝油の臭いについての思い出も語られる。

《D　（※前略）最初の仕事が肝油カプセルの回収でした。家へ帰ると生臭くて、1週間位御飯が食べられないのです。（※中略）生臭さが身体の芯まで浸みついて抜けないのですが、肝油は身体のためにいいものですからね……。》

この発言から、抽出法が改良され、不純物も取り除かれるようにはなったものの、生臭さは依然として残っていたことが分かる。それだけにソフトカプセルの特性が活きてきたのだろう。

さて、この座談会の出席者の回想により一九六〇年代初めのソフトカプセルの製品についても知ることができる。

《**司会**　当時の主な製品には、肝油のほかにどんなものがあったんでしょうか。

G　半分以上はアテロだったね。

山田　当時はあまり栄養がよくなかったので、栄養強化には肝油しかなかったのです。それともう一つ、衛生的でなかったからお腹に虫がわいた。そこで四塩化エチレンとかのカプセルの歴史が始まったのです。アテロなどはかなり時代が進んでから出てきたものです。》

ここで名の出ている「アテロ」は小野薬品工業の「強力アテロ」という製品だ。動脈硬化や高血圧に効くとされて、テレビＣＭも流されていた。たとえば、当時、大人気だった中田ダイマル・ラケットという漫才コンビと白木みのるのＣＭがある。

この座談会には参加していないが、やはり一九六〇年代初めに入社した女性は、「プレス作業の思い出」をこう綴っている。

《当時のプレス作業は、作業室の温度条件も悪く、夏には作業室の温度・湿度が下がらないためゼラチン皮膜が冷えないので、午後1時から3時頃までプレス作業ができずに、夕方涼しくなった頃からまた始めるといった状態でした。また、冬は反対に作業室の温度が下がり、ゼラチン皮膜が固まってしまうため、プレス板の上にヒーターを入れ、皮膜液を暖めながら作業を行っていました。》

《今ではやっていないことですが、プレスしたカプセルがまだ乾燥しない、生《なま》の時点で一度選別し、乾燥室に入れたり、乾燥室に入りきらないカプセルは廊下で扇風機を使って乾燥させたりしていました。》

ある意味では、のどかな時代でもあった。

社史の座談会で、別の男性がこんな思い出も述べている。彼が入社して驚いたのは、加藤宣安が肝油などの荷物を載せて引いて歩いたリヤカーが置かれていたことである、という。

加藤は自ら足踏式平板法の製造機を操作し、そしてできあがった肝油カプセルを届けるためにリヤカーを引いていたのである。

ソフトカプセル黎明期は、こうして進んでいった。

第二章

肝油とゼラチンが築いたソフトカプセルの礎

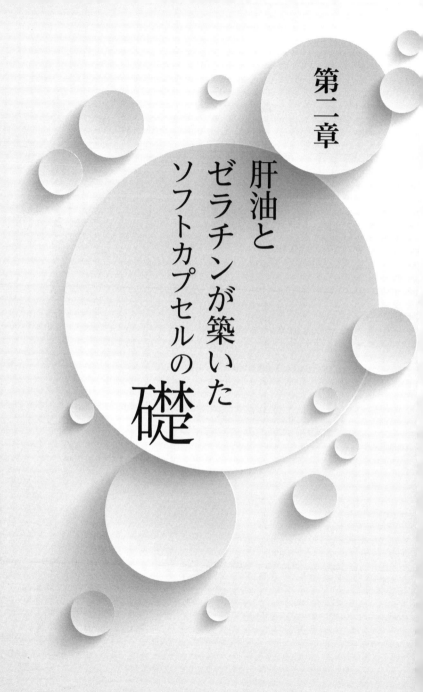

技術の伝道師としての加藤宣安

戦後のソフトカプセルの歴史は、主として肝油《かんゆ》製造（小学校、中学校に通う子どもたちの栄養補給が大きなウエイトを占めていた）と軌を一にして幕を開け、そして突き進んでいった。しかし、まだ、大規模な「産業」とはなり得ていなかった。

日本のソフトカプセル業界は、前章で「足踏式平板法」を知る人たちの声を紹介したように、牧歌的といえるような、手作業に近い現場であった。一人一人の技術に頼るところも大きく、それによって製品の出来不出来も左右される。それだけに、平板法の作業に長けた者たちは重宝されたのである。

彼らが終戦後から高度経済成長期を通して、肝油を中心としたソフトカプセル製造に多大なる貢献を果たした。

ソフトカプセル黎明期《れいめいき》の大立者、加藤宣安《かとうのぶやす》は、実は自分のところでのソフトカプセル製造だけでなく、他社への技術指導も熱心に行っている。ある種のソフトカプセル技術の伝道師のような役割も担っていた。

加藤が仲間とともに三和製薬を創立し、肝油カプセル、卵黄油カプセルの製造販売を始めたのが、一九三九（昭和十四）年のことである。

この時期から、加藤は、ソフトカプセル製造を目的とする起業家たちの技術指導なども行っている。前章で取り上げた富士カプセル社史の年表によると、「日本海水産化学工業所」の蔵野光伸氏が大阪で生晃栄養薬品株式会社を設立する際に、技術指導に赴いたりもしているのだ。ここで製造された製品は「ビタレバー印肝油カプセル」である。なお、現在に残る平板法の機械を保存、展示しているのは、この生晃栄養薬品である。だから、写真で見るものはたいてい、この会社のものである。

ここもまた水産関係からのソフトカプセルへの参入だから、やはり肝油類の製造販売であり、加藤としてはそうした企業に対して技術支援をすることが、ひいてはソフトカプセルの広がりに繋がると考えていたのかもしれない。

社史によると終戦の年（一九四五／昭和二十年）までに、東京の共栄カプセル（一九三一／昭和六年）、徳島の須見カプセル（一九三九／昭和十四年）、大阪の日本海水産化学工業所（一九四一／昭和十六年）の技術指導を行っている。戦後になると、さらに活動的となり、群馬の林兼水産、滋賀の伊吹製薬、同じく滋賀の滋賀製薬、大阪の田辺製薬、愛知の黒田製薬、富山の池田模範堂、同じく富山の帝国化成、東京のヤシヤ化学、大阪の小野薬品工業、山形の共同製薬、さらには一九六〇（昭和三十五）年にはタイの保険局、一九六八（昭和四十三）年には韓国の中央製薬と海外にまで足を伸ばしているのだ。

この点に関して、社史では加藤がひたすらソフトカプセルという産業の育成を目指していたと指摘している。決して技術を抱え込み、自社だけのものとするのではなく、広く社会に公開することで、ソフトカプセルの社会的な位置付けを高めていく。それは、やがては自社の業績に返ってくるはず、そのような信念を持っていたのだろう。

ここに記した企業だけでなく、中小を含めると、この二倍は技術指導に当たっている。

こうした加藤の地道な取り組みが、ソフトカプセルを日本国内に根付かせることになったことを忘れてはならない。

前章までで説明したように、ソフトカプセルは肝油の普及とともに発展を遂げてきた。

食糧難の時代には、誰もが「栄養」という言葉に弱く、そのため肝油は注目を浴びる。先に見たように、太平洋戦争勃発前後の肝油の広告には「鍛えよ肉體《にくたい》」「激務に耐える身体を創る」「病気に罹《かか》るな……缺勤《けつきん》するな！」という文字が躍っていた。いわば、万能の薬品であるかのような扱いである。非科学的とも思えるが、これは「一億玉砕」といった精神主義が横行した戦時中の特徴であるのかもしれない。

たとえば、今でこそ虫さされの家庭薬として知られる「キンカン」だが、戦時中には傷に対する万能薬として扱われていた。

当時の政府広報誌『週報』には、「空襲があった時、救急箱には何を入れておけばいいのか」という質問への回答として、「今では（薬が）なかなか手に入りませんから」と断りながら、絆創膏やヨードチンキとともに「癒創液（キンカン液）」と書かれている。

肝油もまた、栄養補給に関しては万能の薬品という扱いがなされていたのだ。

それを製造する加藤の会社は、戦時下にあってもフル稼働だったのだろう。

しかし、好事魔多しといえる。

一九四三（昭和十八）年、東京の三和製薬の工場が空襲によって焼けてしまった。

しかし、加藤が途方に暮れたのは、一瞬のことだったと思える。

入ってくる仕事は決して少なくない。工場さえ確保できれば、仕事は継続できる。

すぐに次なる策を考え、手を打った。

加藤は取引のあった会社に頼み込み、そこの工場に間借りさせてもらうことにしたのだ。

それが「日本皮革」であり、工場は東京の北千住にあった。工場の横に仮設工場のような建物を建て、ソフトカプセル製造を再開させたのである。見事な対応であった。

機転が利くのは、会社のトップとしては大事な資質といえる。


さて、この「日本皮革」、何の会社なのか。

現在の会社名は「株式会社ニッピ」。ニッピゼラチンで知られる、ゼラチンメーカーとしては国内シェア第二位につけている大手である。なお、第一位は新田ゼラチンという創業百年を迎えた会社である。

ゼラチンはソフトカプセルの殻の部分の材料である。牛骨、豚皮から取れる、良質なコラーゲンのことをいう。

この「日本皮革」との関係が、後に三和製薬が「富士」カプセルと名を変えるきっかけともなるのだから、「縁」というものは興味深い。

さて、加藤の三和製薬は、日本皮革の工場の居候として操業を続け、一九四五（昭和二十）年の終戦とともに、これまた静岡県富士宮市にあった日本皮革の工場に移って、今度はこちらに間借りして操業することになる。このとき従業員は十五人であったから、移転するにも身軽だったのだろう。

ただ、所帯として大きくないからといって、加藤の会社をすんなりと間借りさせ、さらには富士工場でも場所を提供した日本皮革という会社はどのようなところなのか。

ゼラチンを作っている会社ではあるが、そのゼラチンとはどのようなものなのか。

ここでは、それを知らねばならない。というのも、ゼラチンがなくてはソフトカプセルそのものが作れないのである。中身の薬剤と同じか、あるいはそれ以上の「肝《きも》」といえる。

動物の骨や皮から作られるゼラチンは、実は日本ではかなり昔から実用化されていた。「膠《にかわ》」と呼ばれるものである。

動物や魚類の骨、皮、内臓などを煮込み、その濃縮された液体を乾かして板状か棒状に固めておく。使用する際には湯煎《ゆせん》して溶かし、かつては主に接着剤として使われた。墨を成形するのにも用いられている。

この膠は、非常に出来の悪い「ゼラチン」なのである。不純物の多いもので、接着剤としては利用可能であるが、他に用途は見つからなかった。

ソフトカプセルに使うには良質なゼラチンが必要である。それは日本では作れない。だから、長いこと輸入品に頼らざるをえなかったのだ。

改めてゼラチンを考えてみる。動物の皮革、膠、そこから良質のゼラチンへと繋げるには、その間に「革靴」を挟まなくてはならないのだ。

もともと革靴は、明治時代より前の日本には存在していなかったから、これもまた近代化の賜物である。

ここで皮革産業について俯瞰していくことになるが、そうなると、話は終戦から、一度は明治初期へとさかのぼらなくてはならない。

まさに、黒船来航の直後のことであった。

ゼラチンのルーツは皮革産業

まず、登場するのが、今の栃木県にあった佐野藩（佐倉藩支藩）を脱藩した西村勝三という人物である。彼は維新によって武士という「職業」がなくなったため、商人となって鉄砲などを扱っていた。

そのためだろう、新政府の陸軍の総大将ともいえる大村益次郎と知り合いとなる。大村といえば、近代的な軍隊の創出を唱えた人物だ。旧弊を守りたがるかつての武士階級の者たちによって一八六九（明治二）年に暗殺されるのだが、彼の近代的な視点は明治の軍隊に活かされていく。

大村は兵士の軍靴の質向上を考えていた。靴の質が高まれば、兵士の動きも異なるし、そうなると機動力などは格段に向上する。そこで西村に西洋風の革靴の製造を勧める。

西村は大村の言を入れて製靴工場を作り、靴作りに励むのだが、いかんせん日本は皮革製造の技術においてまったく立ち遅れていた。材料となる革はほとんど輸入に頼らざるをえなかったのである。

それを何とかしたいと考えた西村は、皮革製造にも力を入れるようになる。ヨーロッパから技術者を招き、何とか軍靴の製造を軌道に乗せると、やがては軍靴だけでなく民間用の革靴も作るようになっていく。

この頃の製靴工場は豊富な水資源を得るため隅田川沿いの、浅草や北千住に工場を持っていた。

西南戦争の起きた一八七七（明治十）年、軍靴が大量に必要となり、製靴業は一気に潤うことになる。すると、新たにこの業界に参入してくる者が出てきた。いつの時代も、儲かる話には大勢の人たちが群がってくるのである。

その中でも大物は、後に大倉財閥を形成することになる大倉喜八郎だった。ホテルオークラで知られる大財閥だ。

大倉喜八郎は一八三七（天保八）年、現在の新潟県新発田市に生まれる。実家は商家であったが、喜八郎も十代半ばにして江戸に出て、鰹節店の丁稚《でっち》となった。身を粉にして働き、貯めたお金で乾物商として独立。その乾物商を起点として、鉄砲商、製材業、貿易商、被服製造業、紡績業、さらには鉄道会社、電力会社など、とにかく広げるだけ広げていった。そこが「財閥」の「財閥」たる所以《ゆえん》である。

大倉の関わった事業は一つ一つ挙げていられないほどではあるが、確かに、その商売に対する選球眼は卓越していた。たとえば、鉄砲商への転身は横浜で黒船を見たことが契機であるという。そのことが、幕末から明治の激動期に「武器商人」として多大な富をもたらす。また、鉄道の敷設、駅舎の建設ラッシュなどを睨んで建築土木業も興し、大倉組を立ち上げたし、和服から洋服への転換がなされそうだとなると被服製造にも手を出す。帝国ホテル、ホテルオークラ、ビール（後のサッポロビール）、保険などなど、関与した企業は二百以上に上る。

その大倉が参入したのだから、やはり製靴業は将来性があったのだろう。

確かに、それ以降、西村の会社（桜組）や大倉組などいくつかの製靴業者が大手として育っていった。

日清戦争（一八九四、九五年）が終わって数年後、ロシアとの間に緊張が走り、一触即発の国際情勢となっていた。陸軍は西村勝三と図って、政府御用達ともいえる製靴業への大同団結を画策する。桜組が工場や機械などすべてを担うこととし、ドイツから最新鋭の製靴機械を輸入、ドイツ人技術者も三人招くこととした。このとき他にも大手三社に声をかける。大倉組、東京製皮、福島合名の製靴部門である。この四社が合併して作られたのが、「日本製靴株式会社」であった。これが一九〇二（明治三十五）年のこと（ちなみに、この日本製靴は、現在の株式会社リーガルコーポレーションとなる）。

さらに、その五年後、桜組、大倉組、東京製皮の皮革製造部門と今宮製革所が加わって「日本皮革株式会社」が設立される。

古い資料によると、「日本皮革株式会社」の所在地は「東京府南足立郡千住町」。資本金「五百万円」。大倉喜八郎と西村勝三とが話し合い、さらには財界の大立者である渋沢栄一にも相談して、陸海軍用の皮革製品を製造販売するために創立された、とある。また、陸海軍用だけではなく、一般の需要に対応することも目的の一つとされていたようだ。渋沢は「相談役」に名を連ねている。

つまり、先の「日本製靴」が靴の製造会社であり、こちらの「日本皮革」は原料たる皮革の製造販売を行う会社ということになる。いずれも国の肝煎りによって設立された。

渋沢といえば、明治期における近代的財政、金融、貨幣制度の導入に尽力した人物である。銀行を媒介とした民間企業の育成という、近代的な経営を根付かせることにも力を注いだ。これまた、渋沢の関係した企業は数百にも上るといわれる。

その渋沢の薫陶《くんとう》を受けた西村、大倉などによって立ち上げられたのが、製靴や皮革製造業であった。

当時の日本皮革の工場を描いた絵を見ると、川沿いに広大な敷地があり、そこに工場らしき棟が並び、大きな煙突が一つ建ち、そこから煙がたなびいている。

この工場こそが、加藤宣安が三和製薬焼失時に間借りさせてもらった場所である。

もう少し、日本皮革について見てみる。

説明したように、製靴と結び付いていた皮革製造。それがスタートである。

そこからソフトカプセルへと進んでいくには……。

その皮革を作っていくうちに、副産物として膠が取れることに気付く。それは当然のことだったろう。ただ、この膠は接着剤として使われるだけである。

この時、皮革製造に携わっていたのは、一獲千金をもくろむやり手ばかりである。誰もが考えたはずだ。

「この膠、他に使い道がないだろうか」

質の良くない接着剤としてだけ使っているのはもったいないではないか。

ここで、これまた近代の産物である「写真」が登場する。

話は一転するのだ。

世界における写真の誕生は、日本が明治に入る少し前のことであるが、改良に改良を重ねられて、いわゆるフィルムの形へと行き着いていた。

このフィルムで最も重要な役割を果たすのがゼラチンなのである。

写真が映像を写す仕組みのおおもとの部分は、「銀」が塩素やヨウ素と結び付くことで、日の光などに当たると変化する性質による。こうした銀と塩素などが結び付いたものをハロゲン化銀と呼ぶ（化学式ではハロゲンをXとしてAgXと表記される）。

光で変化する様をざっくりと説明すると、ハロゲン化銀の結晶は光に当たると、表面部分が小さな塊に変わる。光が強ければ大量に変化するし、当たらないところは変化しない。皮膚が日焼けによって変色するようなものだ。表面に小さな粒が無数にあり、その塊へと変化した箇所のグラデーションによって、写し出すものの「像」が作られるのである。

点描のように小さな無数の点で像を描いていると考えるといい。

とはいっても、かつてのガラス板やフィルム上で、このように変化したハロゲン化銀の結晶を肉眼で見ることはできない。到底、目には見えないのである。

そこで、このフィルムを「現像」するのだが、溶液によって結晶銀を金属銀に変化させる（還元させる）。すると変化した結晶部分が目に見えるようになるわけだ。

ただ、この時点では光が強く当たったところは金属銀の密度が高いので、色は濃くなる。つまり、明るい箇所ほど、暗くなる。これが「陰画《ネガ》」である。明暗が反転した状態といえるだろう。

これを印画紙に焼き付けて、やっと写真は完成するのだが、この印画紙にも塩化銀が塗られていて、先ほどのフィルムと同様に「像」を焼き付けてやるのだ。ただ、陰画であるから、そこから「暗いところは明るく」「明るいところは暗く」写し出されると、今度は実際の「像」

のままということになる。

ハロゲン化銀は、そのままの形ではフィルムや、それ以前に使われていたガラス板などに塗りつけることができない。

ここで登場するのがゼラチンである。

ゼラチンはハロゲン化銀をフィルムに定着させる役割でありながら、さらにはハロゲン化銀を保護している。また、現像する際にもハロゲン化銀の還元スピードを調整する役割も果たすなど、ゼラチンなくして写真の発達はありえなかったともいえるのだ。


日本では、江戸時代末から写真撮影は行われていたが、決して一般人にまで普及していなかった。大正時代になって、やっとカメラが富裕層に普及し始めたものの、それでもかなり高価な買い物である。カメラ本体もそうであるし、フィルムもまた高価だった。

昭和初期でも、「カメラ一台で家が一軒買える」といわれたりしたものである。

そもそも、写真機もフィルムも国産では作れなかったのだから、高級化も仕方がなかったのだろう。

機器については国産メーカーがしのぎを削って、少しでも安価なものを作ろうとしていた。

そして、フィルムもまた、同様に国産を目指す。

昭和十年代、日中戦争が始まって以降、写真については軍関係者からも国産化の必要性が叫ばれていた。

とにかく……フィルムを作るためには、良質なゼラチンが必要である。

そこでゼラチンを作る業者がクローズアップされるのである。

目をつけたのが、皮革から取り出される膠である。

食用ゼラチンの登場

フィルム用ゼラチンと食用ゼラチンとは、日本ではほぼ同時期に開発され、販売が開始されている。

現在、ゼラチンでの国内シェア第一位を誇る新田ゼラチンが一九三一（昭和六）年に国産初の食用ゼラチンを販売している。

そして、その四年後に写真用ゼラチンの開発に成功しているのだ。

新田ゼラチンというのは、これも先の桜組や大倉組と同様に、「皮革」業からの参入組である。

創始者は新田長次郎、一八五七（安政四）年に現在の愛媛県松山市の農家に生まれた。明治維新後、福澤諭吉の『学問のすゝめ』に感化され、独立開業を目指して大阪に向かう。ここで、ヨーロッパの革ベルトの製造方法を学んで、二十八歳の時に独立。新田組の看板を掲げる。

革ベルトとは、機械に使われている動力を伝えるためのベルトのことだ。大阪の紡績業の機械に使うため、丈夫な革ベルトを生み出した。この革ベルト製造が見事に当たる。そこで儲けた資金をつぎ込み、新田はさらに事業そのものを拡大させていった。

この頃に合資会社として「新田帯革製造所」を発足させている。

新田長次郎もまた、大倉喜八郎などと同じく、多角経営こそが会社の発展と信じていた。これは、一つの業種に凝り固まっていては、そこが倒れてしまうと立ち行かなくなると考えたからだった。支える脚は何本かあった方が安定するということだ。

新田は、牧場経営、開墾やベニヤ板製造なども事業化しているのだが、革ベルト製造と連動して「膠」製造も副業としていた。

革ベルトを製造する際に廃棄される部分から別のものが作れないか。他の皮革業者と同じようなことを考えたのだ。そして、昔ながらの膠の製造に乗り出す。新田は、マッチの軸木の頭を固めるための膠に特化して、事業化した。

ただ、その頃の膠製造は、昔と同じように鍋で煮ていく方法である。量に限りがあるし、品質も均一にはならなかった。

工夫好きの新田は、膠製造をより高度化させようと研究を重ね、そして食用ゼラチンの製造に成功するのである。

大阪の「新田」に対して、東京は西村勝三の桜組らが設立した「日本皮革」である。こちらもまた皮革を有効利用するために、ゼラチンに目をつけていた。

廃棄されていた皮革から、より高品質のゼラチンを抽出できないかを考える。その研究が一九三二（昭和七）年から始まる。ターゲットとして写真フィルム用を考えたのは、東京に拠点があり、軍関係者との繋がりがあったためだろうか。そして、写真フィルム用のゼラチンの開発に成功。さらには水溶性のコラーゲンペプチドを開発。それによって、薬用カプセルなどへの応用も可能となったのである。

日本皮革が本格的に写真フィルムのためのゼラチン製造を開始したのは、一九三六（昭和十二）年のことだった。良質なゼラチンの生産には清麗な水が必要である。そこで、東京を離れて、富士山麓の湧き水を利用するために富士宮に工場設立を計画する。工場ができたのは、一九四〇（昭和十五）年である。

ここで、まず、写真フィルム用としてのゼラチンが生み出される。フィルム用が最も質のいいゼラチンである。不純物も含まず、より純粋なゼラチンとして製造されたものだ。

いわば、これが上澄み部分である。

その下の層、「並」の質のゼラチンが食用、薬用に使われるものだ。

そして、一番下の、質の良くない部分は膠として利用された。

このように、皮革製造に端を発したゼラチン製造で、さまざまな用途のゼラチンが作られるようになったのである。

ソフトカプセルのためのゼラチンもまた、ここで製造されるようになっていった。

つまり、加藤宣安が、日本皮革の工場に間借りし、そこで操業を続けたのは、順当な判断だったともいえる。

終戦と同時に日本皮革の富士工場内で肝油カプセル製造を再開した加藤宣安は、本格的に富士宮市を拠点とすることに決めたようであった。

一九四九(昭和二十四)年一月に、この富士宮市で医薬品製造業の許可を得て、そして、十二月には、社名を「富士カプセル株式会社」と変更した。

この時期の主要製品は、エーザイの肝油カプセルや浅草の「八つ目ホルゲンカプセル」などである。また、自社からも卵油を有効成分とした医薬品「ネオカルタミン」を製造販売している。

なお、まだ、この時には日本皮革に間借り状態であったようだ。社史の年表によると、二年後にやっと「富士宮市元城町に工場新築」とあり、「日本皮革工場内より移転」と付されている。

第三章

ソフトカプセル発展期の技術革新

日本ソフトカプセル史の立役者となる二人の男

革命児が現れる。

この革命児は、家内手工業的なソフトカプセルの現場を一気に変革しようと試みた。

それは、長いこと平穏な眠りについていた江戸時代の日本を揺り動かした黒船のごとき存在でもあった。

ただ、このときの大変革により、ソフトカプセル業界に、黎明期《れいめいき》とは比べものにならないほどの隆盛をもたらしたことは間違いがない。

革命児は、加藤咲郎《かとうさくろう》という。富士カプセル創業者、加藤宣安《のぶやす》の息子であり、後継者でもある。

そして、黒船は「ロータリー式自動カプセル成形充填機《じゅうてんき》（ロータリー・ダイ法）」というイギリス製の機械であった。

この黒船がやって来て、日本のソフトカプセル業界はがらりと様変わりしたのである。

とはいっても、江戸末期の黒船と同様、このソフトカプセル業界の黒船もまたすんなりとは受け入れられはしなかった。幕末の尊王攘夷ならぬ守旧派との争いがあったり、脱藩藩士

（会社を飛び出す人）が出たり、さらには薩長同盟のような雄藩同士の結び付き、あるいは離合集散があり、と激動の時代を経験したのである。

この技術革新によって、ソフトカプセル業界は発展期を迎えることになる。

ソフトカプセルは、ゼラチンによる外側（殻の部分）、そして肝油《かんゆ》なり卵油なりの内容物によって作られている。材料は、確かにそれだけである。

もうひとつ、ソフトカプセルの製造で欠かせないものがある。

それは、第一章で説明した足踏式平板法の機械だ。

当初は輸入された機械を使っていたが、もちろん、それでは高くついてしまう。やがて、機械は日本で作るようになっていった。加藤宣安が、一九三三（昭和八）年に日本薬業機械の代表小川氏とともに開発したのが、それである。

この加藤の会社に先駆けること三年前、実は東京で平板法機械のカプセル成形部分の「金型」を作っている工場があった。

当時、東京の品川区小山にあった「鎌田製作所（現在のカマタ機械）」が、その会社だ。現社長、鎌田泉《かまたいずみ》氏の父、鎌田勝雄《かつお》が一九三〇（昭和五）年に平板法のソフトカプセル成形金型の製造を行っている。勝雄は得意の彫金技術を活かして、作り上げたという。

富士カプセルの創業五十周年記念誌『カプセルと富士』には、この勝雄について、一頁が割かれているのである。

実は、加藤と勝雄とは非常に懇意であった。それは、加藤としても金型がなくては仕事ができず、きちんとソフトカプセルを成形できる金型を求めていたからである。

勝雄は、加藤が望んでいるような金型を仕上げてくれる達人級の職人だったのだ。

勝雄は《函館戦争で生き残った祖父の三代目に当たる》とあるが、つまり祖父は幕臣だったのだろうか。

勝雄という人、生き方は実直であり、酒を楽しみ、金銭には無頓着な人であったようだ。

勝雄の三男である鎌田泉氏によると、父の勝雄は北海道生まれで、小学生の頃から彫金師として修業し、鏨《たがね》の扱いは相当に熟達していたらしい。不景気などで貴金属が扱えない時代には北海道の炭鉱に入り、そこでツルハシやスコップ、シャベルなどの鍛冶《かじ》仕事も行ったりしていた。とにかく金属に関することは、いろいろとやったようである。

神社仏閣の金属製の御札を作ったり、仏壇の飾り物、時には文鎮まで作った。

勝雄は東京にやって来て荏原《えばら》というところにある加藤製作所（加藤宣安とは無関係である）

に機械工として勤めるようになる。昭和の初め頃と思われる。そこではアルミ鋳造の塗装用噴霧器を作っていたが、勝雄は装置の中の部品を担当していた。そうした細かな細工は得意とするところである。

この仕事をしている間に加藤と知り合ったのだ。

彫金の腕を活かすため、会社を辞めて独立。すぐに、加藤の勧めでソフトカプセルの金型製造を引き受けることにしたのだった。

勝雄の技術に加藤が惚れ込んだということなのだろう。

当時、ソフトカプセルの金型を作れる彫金師は、日本でも勝雄ともう一人の職人の二人しかいなかったという。ただ、その二人の中でも腕前は勝雄の方が良かった。そのため、やがてソフトカプセルの平板法の金型製作といえば、勝雄の独壇場となっていった。

先に説明したように、平板法の金型とは鯛焼き器の鯛の形の部分であり、細かな穴をいくつも穿《うが》ったものである。当時は、それらの穴はすべて手仕事で開けていったのだ。

まず、原液の容量に合わせて穴の大きさ（これがカプセルの大きさ）を決め、その設計図を作成する。小さな穴が記された紙だ。それを金属に写し取る（ステンレスも使ったが、これは硬くて難儀したそうである）。次に、それぞれの穴の位置に小さな穴を穿つ。鏨でそれを少しずつ掘り進み、半球形の穴に仕上げるのだ。これを上下で二枚作る。もちろん、その二枚はぴたりと合わなくてはならない。

カプセルの大きさに合わせた穴だから、決して大きくはない。小さな鏨、中ぐらいの鏨と、さまざまな道具を駆使して掘っていく。その道具も勝雄は工夫して、自らの手で作っていった。

勝雄の息子である鎌田泉氏によると、この穴を開けていく作業は「気が遠くなるようなもの」だったそうだ。

「私もやらされましたが、金づちで鏨を叩くとき、鏨は見ていない。金型の穴の位置を見ている。だから、必ず指を叩いてしまう（笑）。何度、痛い思いをしたことか。小さな穴ですから、力を入れ過ぎると縁が欠けてしまうことがあるんです。その時は、同じ材質の金属をハンダ付けして、形を整えていく（※これを『入れ歯』と呼んだそうだ）。そんな作業ですから、とても大量生産は無理ですよ。一ヶ月に上下二枚の金型一式がせいぜいだったでしょう」

平板法の金型作りは、こうして勝雄に委ねられていった。

しかし、勝雄は受注などのやり取りが苦手だったため、注文を受ける窓口は加藤に委ね、自分はひたすら職人仕事に精を出していった。

そうした仕事での付き合いが、さらには家族ぐるみの付き合いに繋がっていったのである。勝雄の仲人は加藤がしているし、そして、勝雄の次男であった咲郎を加藤は養子に迎えることにもなった。加藤には子どもがなかったためである。

「加藤」咲郎として、加藤の後継者であることを期待されていたのである。

ソフトカプセル黎明期におけるパイオニア、加藤宣安は、自ら社員の先頭に立ち、仕事をこなすような人だった。

その加藤が創設した富士カプセルでは、養子として迎えた年齢二十代の加藤咲郎が後継者として遇されたし、社員たちからも認められていた。

ところが、この咲郎、自ら変革者たらんとしたのかどうか、父の敷いたレールをただ走ることを良しとはしなかった。

昭和三十年代の前半であるが、富士カプセルでは肝油以外の製品にも手を伸ばしている。今から見ると、明らかに咲郎の意志が働いていたように思える。

たとえば、インスタントラーメンの調味油を入れたカプセルを作ったこともある。また、北国の冬季における自動車エンジンの始動を良くするためのエーテルカプセルの試作製造も行った。これは本生産も行ったが火災の危険が伴うため、二年ほどで受託を取りやめた。危険物というと、火薬の玩具であるかんしゃく玉の依頼を受け、実際に作っている。鶏冠石と過塩素酸カリウムと砂とを混ぜてカプセルに注入する。当然、混ぜる際に温度の関係で、爆発する恐れがあった。実際、咲郎本人が作業中に爆発を起こしてしまったものの、幸運にも誰もケガをせずに済んだ。咲郎だけが真っ黒に煤けた、と笑い話のようなエピソードが社史に載っている。

このように、さまざまな試みをしていた。

さらに、すでに富士宮市に置かれた拠点とは別に、東京の船堀に分工場も作る。一九五八(昭和三十三)年のことである。この時は弟の鎌田泉氏も手伝いに駆り出されたという。

ここでは肝油ではなく、主に八ツ目鰻の家庭薬（今ではサプリメントに分類される）を作るようになった。その二年前から、富士カプセルでは八ツ目鰻のサプリメントの受注を始めていて、この船堀分工場は、その八ツ目鰻を中心に製造するようにしていたのだ。というのも、八ツ目鰻は東京の企業からの発注であり、地の利があったからである。

後に、この分工場は、その八ツ目鰻の家庭薬の会社に譲渡される。今も浅草で営業を続けている八ツ目製薬株式会社が、その会社である。

家庭薬として人気の八ツ目鰻

ここで脇道にそれて、八ツ目鰻の話をしたい。これもまた日本的サプリメントの一つである。

八ツ目鰻は、江戸時代から薬用として食されてきた。ちなみに、八ツ目鰻とは私たちが食べている鰻とはまったく別の種類である。ヤツメウナギ科に属し、円口類と呼ばれる、顎がない生き物なのである。鰻には顎がある。では、八ツ目鰻の口はどうなっているかというと、穴が開いていて吸盤状になっている。いわばホースの先っぽが吸盤になっていて、その内側にギザギザの歯が生えているようなものだ。

八ツ目鰻はそもそも河川などの淡水で生まれてから海に出て、そこで六年から八年くらいを過ごし、再び川をさかのぼってきて産卵する。そこが、普通の鰻とは異なっている。日本の鰻は、フィリピンの東方の海域で生まれ、そこから日本の河川にやって来るのだから。

また、八ツ目といっても、八つの目があるわけではない。目は両脇に二つ、その目の横に七つのエラの穴が開いているのだ（つまり、八つの目が並んでいるようにも見える）。

栄養素としては、ビタミンA、ビタミンB、ビタミンD、ビタミンE、鉄分、最近話題の

DHA（ドコサヘキサエン酸）やEPA（エイコサペンタエン酸）なども含む。とくにビタミンAについては、養殖鰻の三倍以上である。昔から夜盲症や脚気に効果があるとされてきたのは、やはり、こうした豊富な栄養素のためだろう。

食べ方としては、鰻と同様、蒲焼きにするのが一般的だ。

この八ツ目鰻、乾燥させると保存することができる。昔は、そうして薬用として利用したようだ。そのまま焼いて食べてもいいし、焼いたものをタレにつけて、佃煮風にして食べることもできる。

この乾燥八ツ目鰻をさらに粉末にして薬用にしたものも歴史は古い。明治時代にはすでに生薬として売り出されていたようである。

東京・浅草に本社がある八ツ目製薬は八ツ目鰻を専門に扱っている。創業が明治末頃、会社として設立されたのが一九三七（昭和十二）年のことだ。もともと八ツ目鰻を専門に取り扱う問屋だったのが、大正時代に「八ツ目食堂」を開業。八ツ目鰻の蒲焼きを売り出して人気を呼ぶ。もちろん、八ツ目鰻を食すのは美味しいということもあるが、夜盲症や脚気の改善という意味が強かったのは確かである。かつての家庭の食卓は、医食同源を地で行くところがあり、たとえば卵などは滋養強壮のために食べられた（高級品だったこともある）。八ツ目鰻の、昭和初期の広告には「心臓とドウキ、イキ切れにメキメキわかる」とある。乾燥八ツ目鰻は「純寒陰干八ツ目鰻」（新聞広告）としてすでに売り出されていたのだが、さらに、その八ツ目鰻の有効な成分を抽出して、薬にできないかと考えた。

八ツ目鰻で、最も薬用に適しているのは……それは、タラなどでも利用されている「肝臓」である。これもまた「肝油」といえる。

ただ、八ツ目鰻でも魚の肝油と同様に、抽出すると魚臭さが強く残った。

八ツ目製薬は、内務省の協力も得て、臭いを消して抽出する方法を模索する。

そして、研究に研究を重ねて、ついに完成する。

それが今も「八ツ目鰻キモの油」として売られている製品だ。一九三七年の発売だから、すでに八十年を超す歴史を誇る。

初めはハードカプセルに入れられたようだが、すぐにソフトカプセルとなり、今はシームレスカプセルになっている。

当時の能書には「一度飲んだらもうやめられぬ　精分と元気は是れでつく」とある。売る側の、相当な自信がうかがえる。

この八ツ目鰻のキモの油も、タラなどの肝油と同じように、戦前の国民の健康食品として認知され、人気を集めていた。実際に、ビタミン成分が含まれているのだから、相応の効果はあったのだろう。

なかでも「つかれがとれて眼がはっきりとする」という謳い文句は、「八ツ目」の名称からの連想で、何となく効果がありそうだ。実際に服用した人たちの実感からきていたといわれている。

この八ツ目鰻のカプセル剤製造が、加藤咲郎の東京工場での重要な仕事となっていた。

革命児、加藤咲郎の挫折

加藤咲郎には宿願があった。それは、どういうわけかハードカプセルの製造である。戦前にソフトカプセルは日本で作られるようになり、それで富士カプセルなどが軌道に乗ったのである。

しかし、ハードカプセルの製造の方は、まだ手を出す企業がなかった。

というのも、ハードカプセルは輸入するのに楽であるし（破損などの損失が少なく運搬できるため）、それで十分にまかなえていたからである。

咲郎は、それを自らの手で作り出したいと思ったのだ。

このあたりの咲郎の狙いは、今となってはよく分からない。ハードカプセルそのものに何らかの魅力があったのか、それともその先を見据えた計画があったのか。この話を詳しく聞いた者は、今は残っていないのである。

そして、父である加藤宣安はハードカプセルに関してまったく乗り気ではなかった。これからもソフトカプセル一本でいきたいと考えていたし、それを実践していた。

そうするうちに、船堀にある工場に八ツ目鰻の仕事が来なくなる。その経緯は、よく分かっていない。どちらかに非があったのか、あるいは問題があったのか。それとも、単にビジネス上の行き違い（たとえば、より安価な取引先の出現など）によって袂を分かっただけなのか。

とにかく、八ツ目鰻のソフトカプセル製造は、取引が停止してしまった。

船堀工場は八ツ目鰻の仕事がメインである。それがなくなると、開店休業状態となってしまう。

咲郎の実家の鎌田家の両親や弟の泉氏などは、しきりと「富士宮に戻れ」と言っていたらしい。

しかし、咲郎は頑として東京を離れようとはしない。意地でもハードカプセルを軌道に乗せたいと宣言していた。

そこで、咲郎は工場の仕事を一気にハードカプセルへとシフトさせるべく、資金集めに飛び回る。また、技術面でも人材を揃えようと苦心し、他の会社や研究所なども訪ね歩いた。鎌田製作所でも、そんな咲郎を見るに見かねて、ハードカプセル製造のための機械開発に手を貸すこともあったという。器具や部品を作っては咲郎に渡したりもした。

こうした動きもまた、父の宣安の意に沿わなかったようだ。

父子の確執は大きくなり、咲郎は富士宮から離れることになる。

鎌田泉氏の記憶では、この時期、咲郎は東京で暮らし、自らの生活費を稼ぐため、タクシーの運転手もしていたという。

咲郎の気持ちはどういう状態だったのか。とにかく咲郎は富士カプセルの助けは受けないという強い思いがあったのかもしれない。

こうしたハードカプセル製造を志す活動が三年ほども続いた。

しかし、「願いは叶う」という言葉のように上手くはいかない。それは人生もビジネスも同じである。

その頃、アメリカのハードカプセル工場が日本へ進出してきて、相模原市に日本工場を作ったという情報が入った。鎌田泉氏がそれを聞き、兄に知らせた。

さすがに、それでは自らが行うのは無理と判断したのか、咲郎はハードカプセル製造は断念することになる。そして、富士宮へと戻ることになった。

これが一九六五（昭和四十）年頃のことである。

咲郎は富士カプセルでの仕事を再開した。

ただ、相変わらず事業欲に燃えていたようである。

宣安がそんな息子をどう見ていたかは、実のところ周囲の証言がないために分からない。ただ、諸手を挙げて息子の復帰を喜んだわけではなさそうだ。

というのも、その後の父子の関係を見ると、そうとしか思えないのだ。

いろいろな人たちの話を聞いて回ると、咲郎という人は新しいことに取り組むのが好きな性格だった。それは、若き宣安自身がそうであったため、息子の行動の危うさもまた知り尽くしていたのだろう。

上手く転がっていけば、確かにすべては計算どおりに進んでいく。しかし、一度、軌道を外れたら、どこに落ちていくかは分からない。

咲郎がハードカプセル製造にチャレンジしていた時も、だから宣安はほとんど支援していない。

一方で、富士カプセルに戻った咲郎が目をつけたのは、平板法におけるゼラチンのロスであった。

多くのゼラチンが無駄になっている。それらは廃棄するしかない。

そこに改善の余地があるはず、そう考えたのだ。

無駄を省くため新しい機械を

先に説明したように、平板法は鯛焼き器のようなものである。そして、鯛焼きと同様にカプセル（球）の周囲に薄い羽根ができてしまう。職人たちは、それを取り除く作業を施さなくてはならない。

金型のカプセルとカプセルとの間に隙間があるから、どうしてもそこにゼラチンの原液が入り込むのだ。くぼんだ穴をいくら密着させても、隙間をゼロにすることは不可能である。ゼラチンの羽根部分は廃棄処分にされる。

もちろん、この羽根部分をかき集めて、改めてゼラチンとして再利用することも考えられた。しかし、平板法で流し込まれたゼラチンには、平板やカプセル部分の油など不純物が多く混じっているため、医薬品や健康食品に使うことはできなかったのだ。

この無駄をできるだけ小さくしたい。咲郎はそう考えた。

どうすれば、無駄を省くことができるか。

咲郎が頭を悩ましている時、誰を介して、どのようにして「その情報」が伝わったのかは詳らかではない。一説には、車やヨット、ゴルフが好きだったため、そうした同好の士が海外からの情報を伝えたのではないかともいわれる。

ただ、情報の出所がどこの、誰にせよ、咲郎がソフトカプセルの改善ばかりを考え続けていたからこそ、彼の耳は大きく開いていたのだろう。

その情報とは、ロータリー・ダイ法と呼ばれる、ソフトカプセル製造機械についてだった。

日本では、この時代に至るまで、三十年以上も平板法によってソフトカプセルを作り続けてきた。この製造法が当たり前になっていた。

ところが、ロータリー・ダイ法というのは根本的に平板法とは異なる方式なのだ。ソフトカプセル業界に革命が起こせる。

咲郎はそう確信したはずだ。


このロータリー・ダイ法の機械は、すでに一九三三（昭和八）年にアメリカのロバート・ポール・シーラーによって開発されていた。だから、咲郎をはじめとするソフトカプセル業者たちはすでに知っていてもおかしくはない。しかし、どういうわけか、日本のカプセル業界は、この機械に食指を動かさなかった。ほとんど関心を示さなかったと言ってもいい。何しろ、三十年以上にわたって、平板法に固執し続けていたのだから。

関心を持たなかった理由は、想像するしかないのだが、一つには平板法で製造できる数量で満足していたからだろう。その効率で十分だったのだ。需要量が供給量を決める。供給側はあえて需要を拡大する試みをしなかった。

もう一つの理由は、こちらが大事だが、このロータリー・ダイ法について、ほとんど分かっていなかったためではないか。つまり、今のように正確で詳細な情報が瞬時に世界を駆け巡るわけではないから、この機械についての確かな知識は誰も持っていなかったと思えるのだ。だから、長きにわたって誰も導入を考えなかったのではないだろうか。

どのような伝《つて》をたどったかは分からないが、咲郎はこのロータリー・ダイ法の機械を目にし、そして気に入った。まったく新しいシステムである。ぜひとも導入してみたい、そう考えた。

これが一九六六、六七（昭和四十一、四十二）年頃のことと思われる。

その後、咲郎は渡英し、購入のための交渉を行うことになるのだが、実は、このロータリー・ダイ法の機械の購入を巡って、富士カプセルの、というよりも、社長であり、父である宣安との間に大きな亀裂が生じることになる。

咲郎は富士カプセルとしてすぐにでも購入し、稼働させるべき、という考えだった。が、宣安の方は時期尚早と考えた。まだ平板法で十分にいける。何しろ、一九六六年から平板式のカプセル充填機をさらに増やしているのだから。

宣安と咲郎との間に激しいやり取りがあった。

今、この機を逃してはソフトカプセル業界の未来はないと咲郎は思っていた。そして、それを口にした。

いや、そんなことはない。宣安はそう反論したはずだ。自分はソフトカプセルに誰も見向きもしなかった時代から生業としてきたのだ。浮き沈みはイヤというほど見つめてきている。そのロータリー・ダイ法の機械とやらも、いずれは必要になるかもしれない。しかし、今は、その時期ではない。

宣安は自分の目に、そして考えに自信を持っていたのだ。

咲郎はいくら話しても無駄だと悟ったのか、この時に富士カプセルを飛び出すこととなる。そして、仲間を集め、自らの手で機械を導入して、ソフトカプセル製造を行おうとするのだった。

会社を飛び出して新会社を設立

静岡県富士市に「東海カプセル株式会社」という会社がある。ソフトカプセル製造を中心としていて、今は業界でも大手として数えられる。

この東海カプセル、実は加藤咲郎が地元の製材業者、若尾《わかお》高綱《たかつな》と組んで設立した会社なのである。

若尾高綱は、山梨県の大きな山林持ちで、そこから静岡へと進出してきた人物だ。

この二人の出会いがどういう経緯だったかは分からないが（証言できる人がいないため）、ただ、想像はできる。

まず、静岡県が製紙業のメッカであったことが背景にあった。

静岡は江戸時代から「和紙」の里として知られていた。駿河半紙《ばんし》（和紙の一種）と呼ばれ、全国的なブランドでもあった。地元で三椏《みつまた》、楮《こうぞ》といった和紙の原料が取れたことや、和紙作りには欠かせない豊富な水を富士山麓が供給してくれたため良質な和紙が作られていたのである。

この和紙作りの流れは明治時代に入っても連綿と続いていく。

ただ、明治に入ると、和紙とはまったく別の流れとして「洋紙」製造がスタートする。

洋紙は、木材を砕き、細かくして作るパルプが原料となる。これは三椏、楮の繊維を利用して作り出す和紙とはまったく異なっている。

木材を破砕したチップをパルプとする機械パルプ、化学薬品で処理したパルプを用いる化学パルプとがあるが、いずれにせよ紙を作り出すには木材と豊富な水源が必要だったのだ。

そのいずれもが静岡県にはあった。

明治の初めに東京の王子に作られたのが王子製紙（現在の王子ホールディングス）だが、その王子製紙もまた明治の半ばには静岡県の現在の浜松市でパルプ工場を操業する。

富士市にも、東京の富士製紙が工場を建設、洋紙の製造をスタートさせた。

また、王子製紙や富士製紙の技術者たちが、独自の製法を持って独立。それにより中小の製紙工場が、静岡県内に乱立していくことになる。

製紙工場が増えれば、地元での雇用も増えていく。それらの工場の機械は休みなく動かしておいた方が効率的である（止めるのにも、起動させるのにも、半日ほどの時間を要するため、連続生産している）。そこで従業員は昼夜三交代制で製紙産業に携わっていたのである。これが後にソフトカプセル工場が静岡に根を張る理由の一つにもなっていく。というのもソフトカプセルの製造機は、立ち上げるまでに一時間、品目の切り替えに一、二時間かかるため、いくつかの機械を並行して動かさなくてはならない。そこで二十四時間三交代制が根付いているのだ。

第一次世界大戦、第二次世界大戦などを経て、紙の需要は激しい上下動を見せる。そのたびに、製紙会社の統合合併などが進んでいく（大手の王子製紙は富士製紙を一九三三年に合併）。

中小の製紙会社が淘汰されたりもする。

一方、製紙業に必要な木材を供給するには、静岡県内の山林、さらには山梨県内の山林で樹木の伐採が行われる。この時、運搬のため川が重要な役割を果たした。そして、林業家たちもまた製紙業に乗り出してくるのだ。

そして、昭和初期に富士身延《ふじみのぶ》鉄道が開業する。川だけでなく鉄道路線を使って木材を運べるようにするためだった。この鉄道敷設の影響は大きかった。自然の「川」を利用している限り、運送する量や時期などは自然に任せなくてはならない。しかし、鉄道を使うとき、主導権は人が握れるのだ。

これで一気に森林と町場（製紙業）とが結び付くことになった。

第二次大戦後、一大出版ブームが起こり、それまでにないほどの紙需要が生じる。原料となる木材パルプ製造が追いつかず、古紙を原料とした劣悪な仙花紙《せんかし》が普及した（もともとは和紙の製法である）。

静岡に製材業者、林業家などが多いのには、こうした製紙業を中心とした産業構造のためもある。

山梨出身の若尾高綱が静岡で製材業を営んでいたのには、そうした背景があったのだ。

咲郎は高綱の子息である企叶《ともやす》、修《おさむ》とゴルフ仲間だった（から、親しくなった）というのだが、出会いはそうであったとしても、単にそれだけの繋がりではなかっただろう。

何しろ、若尾兄弟はソフトカプセルのことは何も知らなかったし、咲郎の方は平板法の技術はマスターしていても、ロータリー・ダイ法については素人も同然である。おまけに、咲郎の方は大手富士カプセルの社長の息子だといっても、今は脱藩浪人のようなものである。金もなければコネもない。

それでも若尾兄弟は咲郎を信じた。

新しいことに関心があり、冒険心に富んだ咲郎。彼のソフトカプセルへの思いに、若尾兄弟が惹かれていったのではなかったか。

咲郎が技術面を、そして若尾側が資金面を担当するということで、東海カプセルは産声を上げる。

彼らはロータリー・ダイ法を用いたソフトカプセル製造機を輸入し、ソフトカプセルを作っていこうとした。

この時、彼らが軸となって会社を立ち上げたのだが、咲郎が富士カプセルから引き連れてきた数人と、若尾側が揃えた十数人。合わせて二十数人による船出であった。

あたかも、脱藩浪人坂本龍馬のつくった「亀山社中」のごときものだろうか。後に「海援隊」となる、日本最初の貿易商社である。

新型機械導入が「日本人のソフトカプセル」を守る

ロータリー・ダイ法の機械を購入するにあたり、まずは咲郎がイギリスまで出向いた。そして、しっかりと調査をし、これならば大丈夫となって、初めて機械を輸入することにした。

このあたりについては、咲郎は単なる向こう見ずな革命児としてではなく、なかなかに慎重居士として振る舞っている。

ここらあたりで、そろそろ、ロータリー・ダイ法のソフトカプセル製造機について説明しよう。なお、正確にはロータリー・ダイ式自動カプセル成形充填機というのだが、以下ではロータリー式充填機と呼ぶ。ロータリーとは「回転」であり、ダイは「打ち抜きの金型」のことである。つまり、回転させつつ、型を抜いていく、そのような機械なのだ。

平板法は、鯛焼き器だとこれまで何度も説明した。半球のくぼみのある二つの板の間に薬剤、ゼラチンを溶かし入れることで、「アンコ入りの鯛焼き」を作るわけである。アンコが薬剤、衣がゼラチンである。

ロータリー式充填機は、この平板を回転させてカプセルを製造するシステムである。もちろん、この時は平板ではない。平らな板では回すことができないからだ。

機械には半球のくぼみがたくさん付けられた円筒が二つ、一箇所で接するように設置されている。この接点で半球のくぼみ同士が触れ合い、一つの球となる。円筒を回転させていくことで、接点には常に半球＋半球＝球形が出現することになる。

これがロータリー・ダイ（回転する金型）なのだ。

では、薬剤やゼラチンはどのように金型に入れるのか。

上部に薬剤の入ったタンクがある。ここからは、一つのカプセルに入れる薬剤を注ぎ込むようになっている（ピストンで調節しながら押し出す）。その薬剤の落下口の横に両側から、ゼラチンを板状にして差し込んでいく。

まず、ゼラチン板を円筒の接点に圧力によって押し出してやる。

半球のくぼみにゼラチンが入り込む。

接点のくぼみ同士が閉じる前に薬剤を注入する。

円筒は回転しているから、くぼみは円筒の接点で閉じて、薬剤の内部の圧力で球形を作り出す。

くぼみにはゼラチンで覆われた薬剤が含まれていることになる。つまりは、ソフトカプセルだ。

また、円筒の接点は下部で離れていく。すると、くぼみで作られたソフトカプセルは下に落下する。

これでソフトカプセルは完成である。

かつてのガリ版印刷は、鉄筆で文字を書いて細かな穴を開け、その穴の開いた原紙（ロウが塗られていた）を謄写版《とうしゃばん》に貼り、インクを塗ったローラーで一枚ずつプリントしていった。いわゆる一枚ずつプリントする版画のようなものだ。これが、ある時期に回転式の謄写版になった。原紙を円筒に貼りつけ、インクを抽出させる。その円筒を回転させることでスピーディに紙に印刷していく。

この進化と同じことが、ソフトカプセルでも起きたのだ。

咲郎の悩みであった、ゼラチンのロス、薬剤のロスは、どうしてもロータリー式充填機でも生じてしまう。とはいっても、平板法に比べるとはるかに少なくなった。とくに薬剤は平板法だと六割程度が製品化され、四割は製剤にならなかったのだが、ロータリー式では九割が製品になった。

実は、咲郎が注目したのは、ゼラチンや薬剤の節約の方だけではなく、ソフトカプセルを作り出す際の圧倒的なスピードであった。

謄写版で一枚ずつ手で紙に印刷するのと、円筒形の謄写版で回転させてプリントするのでは、まったくスピードが違うのは分かってもらえるだろう。

ロータリー式充填機もまた、そうである。

ちなみに、平板法のソフトカプセル製造機は一台に八人から十人が付いて作業を行う。それだけの人員が必要だったのだ。その人数が一日に作り出せるソフトカプセルは、五万個から十万個ほどである。

ロータリー式充填機では、まず人員を二人か三人しか必要としない。

それで一日に五十万個のカプセルを作ることができる。一人あたりの生産量を見ると、ほぼ十倍以上ということだ（平板法が最も効率良く作られたとしてだから、もっとその差は大きいだろう）。

これは圧倒的な数値といえる。

ロータリー式充填機は人員が少なくて済むだけでなく、作業にあたる人間にとって薬剤やゼラチン、さらにはカプセルを取り出すなど、手作業を行う機会も減少させた。それだけ、肉体的な負担も少なくなったのである。

咲郎は、いよいよロータリー式充填機を購入しようとイギリスへと向かった。

ただ、機械の購入は簡単ではなかった。まだ、輸出入に関する制約が大きく、直接イギリスからの輸入は困難とされた時代だったのだ。

そこで、機械そのものは一度、インドにあるイギリス系企業を経由することで日本に持ち込むことに成功する。当時の金額で四千万円であった（消費者物価指数などで算出すると、現在だとその四、五倍の金額、つまり二億円弱ではないか）。

一九六八（昭和四十三）年、咲郎と若尾一族は東海カプセルを創立。ここでロータリー式充填機を導入したのが、日本初のことである。

咲郎が買い付けに向かう時のことを、弟の鎌田泉氏は今でもよく覚えている。当時は羽田空港からの出発で、前日、咲郎らは鎌田氏の自宅に泊まった。東海カプセルの若尾ら五人でやって来たという。夜中の十時頃に来て、翌朝の四時には鎌田氏の家を後にした。

このロータリー式充塡機の購入について、もうひとつの思い出があるのだと鎌田氏は話してくれた。

それは、同じ時期、東京都新宿区で操業していた清水カプセルというソフトカプセル製造会社があった。平板法の機械を四台ほど入れ、加藤宣安や鎌田勝雄などとも懇意にしていた。鎌田氏も、よく金型を納品するためその工場まで持っていったものである。

その工場は道路の拡張に引っ掛かって八王子に移ることになる。

それを機に、この工場でも平板法からロータリー式充塡機に替えようとしたというのだ。咲郎と同じように、イギリスから機械を購入しようと調査をし、ついに決断する。咲郎たちより少し遅れてのことだった。

この会社が選択したのは、ロータリー式ではなくシームレスと呼ばれる形式のカプセルの充塡機であった。後に詳しく説明するが、シームレスとは、つまり継ぎ目がないということである。ソフトカプセルは二つのゼラチンシートを貼り合わせるから真ん中に継ぎ目ができる。しかし、シームレスはその継ぎ目ができない。簡単に言ってしまうと、原液を包むようにしてゼラチンを落下させ、重力を利用してカプセル状態に作り上げる技術である。では、シームレスにはどのような利点があるのか。

ロータリー式は、平板法に比べてゼラチンのロスを少なくすることが可能だったのだが、それでもまだ無駄はあった。ところが、シームレスの製造法だとゼラチン、原液ともに、圧倒的にロスが少なくなるのである。それだけ節約になり、まさに万々歳の技術なのだ。

この会社はシームレスを、咲郎たちの東海カプセルはロータリー式を導入した。

ところが、ソフトカプセルの普及の方は、圧倒的にロータリー式で作られたものが優位に立った。シームレス機を導入した会社は、ずっと長いこと不遇の状態が続くことになる。

なぜ、そのようなことになったのだろう。

それはできあがるカプセルの形状の差異が原因だったのである。シームレス機では、真ん丸のカプセルしか作れない。重力による落下で作られるため、どうしてもその形状は変えられないのである。一方、ロータリー式は金型の形さえ変えてやれば、どのような形状でも可能だ。ラグビーボール、金魚や星形、動物の形など、いろいろである。

医薬品メーカーがいずれの形も試してみたところ、真ん丸のカプセルは転がってしまい、すぐにテーブルなどから落ちてしまうことが分かった。シームレス以外のソフトカプセルだと、そのようには転がっていかないのである。このことは、形を決めるうえで、実はとても大きな理由になっていた。そのため、シームレスは薬剤にもサプリメントにも用いられることがなく、長いこと普及しなかったのである。

ある時、この会社の代表が、富士カプセルの関係者に語ったそうだ。「あの時、どちらの機械を選ぶかで、明暗が分かれてしまった」と。

道の分かれ目は、至るところに存在していたのである。

ただ、シームレスカプセルは、後に入浴剤や煙草などの「香り」を付ける材料として普及していくことになる。現在この分野はソフトカプセルにとって大きな市場である。

とにかく咲郎たちが取り入れたロータリー式充填機は、ソフトカプセル業界にとっては福音のごとき機械であったのだが、操作については、決して簡単に事は運ばなかった。

手探り状態で稼働

今でこそ、あらゆる機械、機材には懇切丁寧な取扱い説明書が付されている。家電などではそうしたトリセツをまともに読むことなどないが、何か不明な点があると、常に説明書を手にして確認することが可能だ。

ロータリー式充填機には、その取扱い説明書のごときものがなかったのである。

確かに、英語で書かれた説明書のような紙は渡された。しかし、そこにどのような内容が記されているか、まったく分からずに購入したのだ。まずはそれを翻訳しなくてはどうしようもない。英語の分かる者を雇い、説明書を訳させた。

その訳された説明書を見ても、ゼラチン溶液をどの程度の濃度にすればいいのか分からなかった。温度のコントロールなども、設定値は説明書には書かれていたはずだが、きちんと訳されてはいなかった。それで、当初は普通に作動させられず、不良品が続出した。

スタート時には、仕事そのものも少ない。おまけに、ロータリー式充填機の使い方さえもままならない。

なかなかソフトカプセル製造の新規開拓もままならなかった。

当時の思い出として伝えられるのは、とにかく仕事がなく、社員たちは敷地内にあった池の鯉に餌をやるのが一日の仕事だったということである。

しかし、咲郎は必死だった。

とにかく、機械の動かし方に分からないことがあれば、あらゆる伝を頼って、情報を得ようとした。ゼラチンの温度はどの程度、濃度はどれぐらい……失敗を繰り返す。

試行錯誤の末に何とか充填機は稼働し始めていった。

ただ、動き始めたら、その威力の凄まじさは誰の目にも明らかだった。何しろ、生産効率は平板法の十倍以上である。

一年目は右往左往していたものの、すぐさま利益が出始める。二年目には充填機をさらに一台増やしている。

その黒船のような力強さは、すぐさま他の会社にも認知されていった。

だから、他もまた導入を考え始める。

ソフトカプセル最大手、富士カプセルもロータリー式充填機を無視できなくなっていた。それはそうだろう。平板法の十倍の生産量なのだ。すぐさま差がついてしまう。

富士カプセルは、新興の東海カプセルに遅れること四年の一九七三（昭和四十八）年、やっとのことでロータリー式充填機一台を導入した。

ここで後れを取ったことが、最古参でありながら富士カプセルがソフトカプセル業界で独走できずにいる遠因ではないかと指摘する人もいる。

しかし、ここで新時代のソフトカプセル製造に老舗富士カプセルも乗り出し、いよいよソフトカプセルの発展期から拡張期へと向かうことになる。

なお、東海カプセルを立ち上げた張本人である加藤咲郎は、どういうわけか同年、富士カプセルの副社長に返り咲くのだ。ロータリー式充填機導入との絡みであると見られるものの、社長である宣安の息子に対する敗北宣言だったのかもしれない。

咲郎が社に戻った翌年、富士カプセルのロータリー式充填機は二台に増える。生産は一気に三倍に膨れ上がった。

さらにその後、そうした時代の趨勢《すうせい》を肌身で感じたのか、宣安は会長職に退き、咲郎が社長に就任する。

ここでソフトカプセル界の風雲児、加藤咲郎はついに自らの手で改革の正しかったことを証明したのである。

宣安が端緒を作り、軌道に乗せたソフトカプセル。息子、咲郎の代で大きな樹木へと育て上げられたのだ。

宣安はこうした世代交代で幕を閉じようとしたのだろうか……いや、この後のことは、まったく偶然の事故ではあったのだ……。

九七八（昭和五十三）年一月三日、午後八時少し前。

加藤宣安は富士宮市にあるラドン温泉で社員たちと憩いの一時を過ごし、車で帰宅するところだった。

宣安は助手席に乗り、社員の一人が運転をしていた。

温泉場で食事をし、酒を飲み、心地良くなっていた。

車の往来もほとんどない、正月三が日の富士宮である。

宣安は寝息を立て始めた。

はるか向こうから対向車がやって来る。その車、蛇行しながら走っていた。

後になって判明するのだが、運転していたのは十九歳の少年。シンナーを吸って、意識が朦朧《もうろう》とした状態で運転していたのだ。

あっという間にすぐ前方に近づいている。

避けようとしたところ、すぐにこちらの車めがけて突っ込んできた。

正面から衝突。

フロントが破壊され、つぶれていた。

助手席の宣安はダッシュボードに叩きつけられた。ほぼ即死に近かった。

宣安はこの年には喜寿となる予定だった。しかし、その祝いをすることなく、あの世へと旅立ったのだった。

第四章

ソフトカプセル拡張期における新たなブーム

日本独自の技術として発展したソフトカプセル

加藤咲郎《かとうさくろう》がもたらした、あまりに大きな技術革新、ロータリー式充塡機《じゅうてんき》の導入から、日本のソフトカプセル業界は大転換期を迎えた。

咲郎は、自ら立ち上げた東海カプセルを去り、父が社長を務める富士カプセルに戻る。同じ頃、ソフトカプセル各社もまたロータリー式充塡機を入れて、量産態勢に向かっていった。

この時期、以前から作り続けていた肝油《かんゆ》が中心ではあったが、サプリメントや医療用のソフトカプセル利用も多くなってきていて、さまざまな薬も作っている。

なお、医療用ソフトカプセル製造となると、工場は室内環境から温度、湿度の設定・管理、各工程の衛生面での管理と、サプリメント製造以上の厳密さが要求された。

とくに、医療用ソフトカプセルは同じ種類を大量に製造することがない。肝油などは、同じ製品をそのラインで作り続ける。しかし、医療用ソフトカプセルは、肝油に比べると少量を多品種製造することになっていた。それはそうだろう、風邪薬ばかりを延々と作り続けても仕方ないのだ。

そして、製品ごとにカプセル部分の作り方も変わっていく。厚さや色も異なる。その管理が難しかった。

平板法の場合は町工場の延長線のような雰囲気だった。板の間に拵《こしら》えられた棚にソフトカプセルを並べ、扇風機の風を当てて乾燥させる。そのようなのどかな作り方は、もう通用しなくなっていたのだ。

そうした変化もロータリー式充填機だから可能になったともいえる。

医薬品製造もまた、たいていが受託製造である。医薬品メーカーからカプセル内の「薬」を受け取り、ソフトカプセル部分を自社が用意して製造する、そうした受託製造なのだ。

どうして、医薬品メーカーが自らカプセル部分まで作らないかというと、生産量との兼ね合いなのである。一つの製品だけを大量に作り続けるならば、自社で薬の製造とカプセルに充填するラインとを別個に維持していけるだろうが、先述したように肝油などに比べると薬剤は少量多品種生産である。一つの医薬品メーカーはたいてい何種類もの薬を作っており、それらを並行して製造していかなければならない。

ちなみに、ソフトカプセルの医薬品の場合は、乾燥させる時間も製品によって異なってくるため、機械の稼働時間もそれに合わせて調整しなくてはならないのだ。

そうなると、工場のラインは薬の種類だけ用意し、さらには一斉に動かすのではなく、それぞれのラインがそれぞれのタイムスケジュールで動くことになる。また、薬の中身が変わっていくと、ラインそのものも変更されるのだ（なおかつ、充填機の洗浄などが行われるため、休んでいる機械がいくつも出ることになる）。

医薬品メーカーとしては、とてもそこまで手が回らないというのが実情である。そこでほとんどのメーカーは、ソフトカプセル内の薬を製造するだけに留まり、カプセルの製造、そして充填はソフトカプセルのメーカーが担うことになる。

このシステムが、ソフトカプセル業界における製造形態となった。

少量多品種で、ラインの組み替えなど手間取ることは多かったものの、肝油や八ツ目鰻からの脱皮を図るには、こうした薬剤の受託製造は望むところだっただろう。

しかし、医薬品製造はソフトカプセル業界にとって、かつてのような大きな飛躍を生み出す原動力とはならなかった。やはり、労多くして功少ない仕事ではあったのだ。

次なるソフトカプセル拡張期を迎えるのは、医薬品ではなく、サプリメント、とくにビタミン剤（中でもビタミンE）の受託製造が必要だったのである。

加藤咲郎がインドを経由して輸入したロータリー式充填機。

もし、咲郎が父の宣安《のぶやす》に唯々《いい》諾々《だくだく》と従い、平板法による製造を続けていたとしたら、いったいソフトカプセル業界はどうなっていただろう。

もちろん、いずれはロータリー式充填機が導入されたことは簡単に予想できる。世の趨勢《すうせい》は、その方向へ向かっていたのだから。世界のソフトカプセル業界に伍していくには、いずれ日本のソフトカプセル業界も、それらの機械を使わざるをえなかっただろう。

ただ、咲郎らがあの時期に無理を承知でロータリー式充填機導入を進めたことは、実は大きな意味を持っている。それは、ソフトカプセルを「日本の資本による産業」として根付かせ、そして育て上げたことである。

ロータリー式充填機は、初期こそ輸入に頼っていたが、後には日本製のものも作られるようになった。

ここに登場するのが、加藤咲郎の実弟である鎌田泉《かまたいずみ》氏である。

ロータリー式が導入され、一気に日本中のソフトカプセル業界を席巻《せっけん》していった時、技術者としてロータリー式の仕組みそのものに関心を抱き始める。

初めは兄のいる富士カプセルのロータリー式充填機のメンテナンスに関わっていた。とくに、機械の肝《きも》ともいえる金型部分（ダイロール）には目を引かれた。鎌田製作所では、平板法の金型を彫金の技術を駆使することで製造していたのである。当然、このロータリー式でもその技術は活かされる。

そのために細かく機械の内部を見ていくと「自分たちでも作れるのではないか」と思えてきた。

鎌田氏は、富士カプセルが複数台のロータリー式充填機を所有するようになった際、メンテナンスと称して、一ヶ月かけて一台をばらばらに分解してみたことがあった。どこに、どのような部品があり、さらにはそれらがどのように組み合わされているのか。技術が分かる者が見れば、すぐさま仕組みの子細は理解できた（だから、今でも各社のソフトカプセル充填工程などは撮影禁止）。

この仕組みを学び取ったことにより、鎌田氏は自社でロータリー式充填機の製造を開始した。さまざまな工夫はなされているものの、それほど難しいシステムではないと分かったのだ。

鎌田製作所によるロータリー式充填機が作られるようになり、もちろん、輸入品よりも安価に設定されているから、こちらもまたすぐに普及していった。

鎌田製のロータリー式充填機はさらに進化していく。

とくに、輸入していたイギリス製のロータリー式は、縦に動いていく方式である。上部から下部へと製造されたカプセルが移動するようになっている。モーターが一つで作動するようになっているため、それだけシンプルなのである。ただ、ピンセットが内部に巻き込まれたり、あるいは作業員の指が巻き込まれるなどの事故が起こると、機械を止めて、開けて取り出さねばならなかった。つまり、縦に移動させていくと、モーターを逆回転させることができないのである。

何かが巻き込まれた際、機械を止め、モーターを逆回転させてピンセットなりを取り出す仕組みにできないか。そのことの工夫がなされていく。

それで開発したのが、横型のロータリー式充填機であった。鎌田製作所のオリジナルであるが、世界中の各社が模倣し始めた。

横型ではモーターが五つ使われている。それぞれのモーターの役割があり、動きを細分化したことで、より高度な機能も持つことになったのだ。

さらには、この横型は地震にも強いことが、はからずも一九九五（平成七）年の阪神・淡路大震災で証明された。関西で稼働していた従来の縦型のロータリー式充填機は、高さ一メートル八十センチほどの機械の上部が、ボキッと折れてしまった。しかし、横型は十五センチほど移動しただけで、機械そのものには何の影響もなかったという。

平板法だと八人から十人作業員が携わって一日の生産量が五万個から十万個ほどだった。ロータリー式になり、それが一時間の生産量となる（作業員は二人か三人）。さらに、鎌田製作所の開発したハイスピード充填機だと、一時間に二十万個作ることが可能になった。これは、とてつもないパワーアップである。

鎌田氏は「機械を販売して利益を出そうとは思っていません」と言う。メンテナンス、部品の供給、サービスといったアフターサービスで利益を上げればいい、そう考えているのだ。だから、現段階ではハイスピード仕様の充填機は、海外、とくに中国、韓国には提供していない。技術の盗用を恐れているためである。

今の機械について、鎌田氏は「七割ぐらいの出来」と、評価は厳しい。残りの三割は改良の余地があると見ている。さらには、機械では難しく、人の目で行っている品質検査も、何とか機械化できないかと考えている。

加藤咲郎が導入し、普及させたロータリー式充填機は、日本独自の発展を遂げ、今では国内の多くのソフトカプセル会社が使っている。

それが、日本のソフトカプセルの国際競争力にも繋がったし、今のソフトカプセル業界の繁栄をもたらしたのである。

現在、富士カプセル、東海カプセルとともに日本のソフトカプセル製造の一端を担っている企業に、キャタレント・ジャパンがある。

この三社に後発の東洋カプセルを加えた四社が、現時点でのトップフォーといえるだろう。

キャタレント・ジャパンは、もともとアール・ピー・シーラー社というアメリカの薬剤配送と受託製造業を行う会社の子会社としてスタートした。その時は「キャタレント」ではない。静岡県掛川市にある掛川工場は、一九八〇（昭和五十五）年から医薬品および健康食品のソフトカプセル剤の受託製造を行っている。

アメリカの大資本をバックにして、ソフトカプセル製造の覇権争いに参入したのである（その後、シーラー社は、カーディナルヘルス社に買収される。その際にサプリメントやビタミン部門は売却され、非薬剤分野の製造工場はすべて処分された）。

そのため、キャタレント・ジャパンは世界三十拠点以上を持つキャタレント・ファーマソリューションズ社の日本法人として、新たにスタートを切ることとなった。キャタレント自体は七十五年を超える歴史を持ち、世界におけるソフトカプセル製造の、実に六割のシェアを誇るのだ。

その意味では、世界における大ソフトカプセル製造業者である。

ところが、日本でのキャタレントのシェアは一割にも満たない。

他の三社の後塵《こうじん》を拝している感もある。

他の国々では、大きなシェアを占めることが可能だったのに、どうして日本ではそうはならなかったのか。

富士カプセル、東海カプセルといった先達となった企業が、独自技術によってソフトカプセルの世界を切り開いてきたためでもあるだろう。

そして、もうひとつ、やはり加藤咲郎がいち早くロータリー式充填機を導入したことも大きかった。

先に問いかけたように、あの時点で咲郎が素直に、父の戒めに屈していたとしたら、五年後に上陸したアメリカ資本にあっという間に飲み込まれてしまっていただろう。そして、日本もまた他の国と同様に、ソフトカプセルの大半のシェアを持っていかれてしまっただろう。

咲郎の、あの「決断」は、日本のソフトカプセル業界を海外資本から守ったともいえるのだ。そして、彼の意見に賛同した人たちもまた、予期してはいなかっただろうが、結果として日本のソフトカプセルを守ったことになる。

歴史というのは、後から見て初めて分かってくることが、実に多いのだ。

オイルショックにより〝健康〟が再認識される

さて、その後のソフトカプセル業界についても見ていくことにする。

ロータリー式充塡機により、生産量が格段にアップし、いよいよ次なる拡張期に入ろうか、そのような雰囲気がソフトカプセル業界にも漂っていた。

それは、日本人の新たな志向による、新たな商品が好まれるようになっていくからでもあった。

日本における高度経済成長期は、一九六〇年代初頭から一九七三（昭和四十八）年のオイルショックまで続いたとされる。実質的にはオイルショックも一時的な打撃に終わり、それ以降も経済発展は続き、一九九一（平成三）年のバブル経済の崩壊まで緩やかな、そして最後は急峻な上昇気流を描くことになる。

このオイルショックを経済発展の一休みとすると、日本人は小休止の間に初めて「余暇」であったり「レジャー」であったりに目覚めたのかもしれない。これまでのような「モーレツ」な働き方をしていて良かったのかという反省も含め、改めて人生や生き方について考え直してみたのだ。

それまでは「大きいことはいいことだ」（森永製菓のエールチョコレート、一九六八年）というCMソングに代表されるように、ひたすら拡大、膨張を目指していた。それも急き立てられるようにして、である。

それが、これはオイルショックの二年前になるが、モービル石油のCM「きーらくにゆこうーよ、のーんびりゆこーよ」（一九七一年）という主張へとシフトしていく。

急ぎ、前のめりになりながら拡大を続けていたものが、「ちょっと待てよ」となったのかもしれない。

たとえば、そうした姿勢の変化は三木武夫首相の私的な諮問機関の提言した「生涯設計（ライフサイクル）計画」などに表れてくる。これは国民一人一人の生きがいや安定した生活を確保するための仕組み作りを目指したものだったが、結局は内閣が替わるなどした際にうやむやにされてしまった。今にして思えば、非常に大事な試みだった。

余暇やレジャーに目が向くと、当然、人は自らの「健康」についても考えるようになる。仕事による過労で病に倒れたり、死に至るのは、あまりに悲しく、そして寂しいと思えてきたのだ。

その流れはさまざまな健康ブームを生み出していく。よく知られている「紅茶きのこ」などは、この時期の流行である。がん、高血圧、脳卒中などにも効果ありとされ、大ブームとなったのだが、どれだけ効果があったのか疑問である。実際に、すぐに人々の熱は冷めてしまった。また、サルノコシカケ茶の流行もこの頃である。こちらは、今に至るもがんに効果があるとされ、霊芝《れいし》などの名称で売られている。

人々は衣食足りて「健康」を知るようになり、求めるようになり、次々とブームのネタを探すようになる。

ただ、紅茶きのこで明らかなように、健康ブームとはいっても、真っ当な方法として食事制限や汗を流す運動に精を出す者は多くはなかった。できるだけ手軽に健康を手に入れたい、そう願う人の方が多数派なのである。そのために「健康食品」「健康食材」がブームとなるのだ。

サルノコシカケや紅茶きのこが流行ったのも、こうした「手軽に健康」願望と無縁ではない。

そして、ここにビタミンのブームが訪れることになる。「手軽に健康」という気分はさらに盛り上がっていった。

未曾有のビタミン・ブームの到来

ビタミンについて、前述のような健康食品と同列に論じるのは誤りだろう。ビタミンの必要性は昔から説かれていた。日本の鈴木梅太郎がビタミンB_1を米糠《こめぬか》から分離させたのが一九一〇（明治四十三）年のこと。それから現在に至るまでに多くのビタミンが発見された。その数は十三種類ほどにも上る。

ちなみに発見された順にビタミンA、B、C、D、E……と名付けられていったのだが、いずれの栄養素も人間の健康に重要な役割を果たし、体内で作ることができないために食事などで摂取しなくてはならない。

そうしたことも、かなり前から知れ渡っていた。

肝油などは、ビタミンの何たるかが知られる前から注目され、利用されてきた。

そのうちにビタミンが発見され、それぞれのビタミンの役割も判明していくことになる（とはいっても、まだまだ解明されていないことは多い。たとえば、風邪におけるビタミンCの必要性など、今では否定的な意見もある）。

そうなると、肝油や八ツ目鰻といったビタミンを含む健康食品ではなく、ビタミンを主成分とした医薬品も作られるようになる。そもそもビタミンは、脚気や壊血病の治療薬として利用されていたのだから、当然のことだったろう。

一九五三（昭和二十八）年、医薬品としてのビタミン剤「ポポンS」が、その翌年には、「アリナミン糖衣錠」が発売される。これらがビタミンを含有していたため、一気に「ビタミン」の威力が広まっていく。

こうした薬剤は病気の治療だけでなく、服用してみると滋養強壮、疲労回復などの効果もあった。やがて、病気治療のためではなく、そちらの「サプリメント」（健康補助食品）としての効能がより喧伝されていくことになる。

さらに、その機能を強調していったのがビタミンを含有する栄養ドリンクであった。一九六〇（昭和三十五）年に「グロンサン内服液」、六二（昭和三十七）年に「リポビタンD」が登場して、これらがちょうど普及し始めたテレビのCMと連動しながらブームを巻き起こしていく。「新グロモント」「エスカップ」「チオビタドリンク」なども、立て続けに売り出されていった。

こうした栄養ドリンクは医薬品に分類されていたが、一九六五（昭和四十）年に発売された「オロナミンCドリンク」は非医薬品であり、炭酸飲料（清涼飲料水）である。そこにビタミンが添加されているということで、「何となく美味しそうで、健康に良さそう」というイメージが作られたのだ。

この「オロナミンC」が大ヒットとなる。すると清涼飲料水系の栄養ドリンクもまた続々と新製品が売られていくことになった。

なお、こうした栄養ドリンクのブームを後押ししたものとして、一九六四（昭和三十九）年の東京オリンピックが挙げられるだろう。

この時、さまざまな競技のテレビ中継が行われた。多くの国民がテレビの前に釘付けになった。そして、しっかりと目にしたのだ。日本人と外国人の体格の差、技量の違いが歴然としていることを。

とくに、それまで日本の御家芸と言われていて、東京大会で初めてオリンピック競技となった柔道においては、最も重要視されていた無差別級でアントン・ヘーシンク（オランダ）に金メダルを取られてしまう。この様子をリアルタイムで見たことで、日本人はより健康、そして体格に関心を抱いたといわれる。

米の主食が批判されたり（白米を食べると頭が悪くなるというデマまで飛び交った）、魚ではなく肉食が強く奨励されるのも、これ以降のことなのだ。

こうした時期、ビタミンを世界中に知らしめた、まさにビタミン界のスーパースターが登場する。

アメリカの化学者のライナス・カール・ポーリング（一九〇一～九四）である。

一九五四年にノーベル化学賞を受賞、さらに核実験への反対運動を指導して六二年にはノーベル平和賞も受ける。分子生物学としては、とくにタンパク質の構造決定や結晶構造決定などを理論づけた。さらには、DNAの二重らせん構造の先駆的な理論（三重らせん構造）を提唱したり、大気汚染を解消するため電気自動車の研究にも着手するなど（一九五〇年代のことである)、その守備範囲は驚くほど広かった。

このポーリング、実はビタミンCの信奉者だったのだ。

四十歳の時、当時は不治の病と言われたブライト病にかかり、自らの手で治療しようと考える。ブライト病とは、十九世紀初頭にイギリスの医師リチャード・ブライトによって明らかにされた病状である。この病による死亡者は尿に多量のタンパク質が混じり、浮腫《ふしゅ》が見られた。また、失明するケースもあった。こうした症状の死者の解剖を行ったところ、腎臓に萎縮性の病変などが見つかった。ブライトは根気よく、同じような症例の患者を集め、亡くなった際は解剖して腎臓を調べた。すると、浮腫やタンパク尿《にょう》は腎臓の病変と密接に関連していることが分かる。そこで、これらは一つの腎臓病と考えられ、ブライト病と呼ばれるようになったのだ。

ポーリングは、腎臓の病であり、尿に多量にタンパク質が見られることから低タンパクの食事を取るようになる。さらに、ビタミンとミネラルを大量に摂取した。すると、病状が快方に向かい、ビタミンの必要性を実感として捉えることになる。

とくにビタミンCについては熱心に研究を行い、風邪の予防に大量のビタミンCの摂取が効果的と結論づけている。

さらには、がんとビタミンCとを結び付け、末期がん患者へのビタミンC投与も行っている。これは、イギリスのがん専門医と連携しつつ、臨床実験的な色合いが濃かったようだ。ただ、この末期がん患者へのビタミンC投与も効果が見られなかった。これによって、ポーリングのビタミンC理論は大きく後退し、また、医学界をはじめとしてポーリング批判が噴出してくる。

結局のところ、がん治療におけるビタミンCの影響については、ポーリングの死亡（一九九四年）から十年近くを経て、さまざまなグループが新たな研究を始めた。否定的な意見がある一方で、生存率が高まったという研究結果も発表されている。

こうした研究を行ったポーリングの提唱したビタミンC理論は、とくに「健康」に大きな関心を持っていた人たちに好意的に迎えられた。世界中で受け入れられたし、それは日本でも同じであった。

とくにポーリングは二度、来日していて、そこでもビタミンCの「力」を強調していたのである。

つまり、日本のビタミン・ブームの一翼、それもまず初めに起きたビタミンCブームのきっかけは、ポーリング博士が担っていたとはいえる。

ブームの前に行政の壁が立ちふさがる

それならば、ビタミンのブームに乗って、ソフトカプセル業界もまた躍動の時期を迎えたのだろうか。各社がロータリー式充填機を導入して、いよいよ量産態勢に入ろうかという時期でもあった。

ところが、話はそう簡単には進まなかった。

もちろん、ポーリングの「ビタミンC讃歌」に始まるビタミン・ブームに乗って、ソフトカプセル業界も、戦後、三度目となる拡張期を迎えられるはずであった。その動きを阻んだのが、一九七一(昭和四十六)年、厚生労働省(当時は厚生省)からの「無承認無許可医薬品の指導取締りについて」という通達だったのだ。

この通達によって、錠剤やカプセル剤などの、とくに形状に関して厳しく規制がなされてしまった。

たとえば、「錠剤、丸剤、カプセル剤及びアンプル剤のような剤型は、一般に医薬品に用いられる剤型として認識されて」きたとし、このような形状のものは原則として「医薬品に該当するとの判断」をするということである。

医薬品に該当すると判断された場合、当然、内容物についても医薬品として認可を受けなくてはならない。ビタミン剤にしても、脚気などの「治療薬」として用いるにはビタミンの量や他の含有物について、細かなチェックがなされていく。しかし、疲労回復のためのビタミン剤は、もともとそのような治療を目的としないわけだから、医薬品として認可されるための手間と時間（さらには経費）は不必要となる。というよりも、それだけの経費を上乗せして販売するほどの価格設定はできないのである。

それはそうだろう。誰が、医薬品としてビタミン剤を購入するのか。

そうなると、「錠剤、丸剤、カプセル剤」といった形状のビタミン剤は発売できないことになる。

もちろん、ソフトカプセル業界でも、この通達を受けて手をこまねいていたわけではない。当時、東海カプセルのサプリメント部門にいた若尾勝也氏によると、この通達が出されてからは、各社ともにさまざまな試みがなされたという。いかに規制に当たらない形状を作るかに精力を注いだそうだ。

たとえば、三角形の形状をしたソフトカプセルを作ったこともある。三角形の医薬品はないため、医薬品の「剤型として認識され」ることはないと判断したのだ。実際に、この三角形のソフトカプセルは規制されることはなかったのだが、コスト的には割高となってしまった。開発のために高度な技術を必要としたこともあったし、最も重要な量産がきかなかったのだ。

さらには、三角形のソフトカプセルを売り出すと、すぐさま他のメーカーも同じような形状のビタミン剤を発売してきた。東海カプセル独自の形状ではなくなったのである。

この時期、どこのメーカーも必死だったといえる。

この規制は数年続いた。

さすがに、形状によって医薬品か否かを定めることには無理があると気付き、通達そのものは何度か改正されてきた。今では「医薬品的形状の錠剤、丸剤又はカプセル剤であっても、直ちに、医薬品に該当するとの判断が行われ」ておらず、「食品」であると明示されている場合は「原則として、形状のみによって医薬品に該当するか否かの判断は行わない」としている。つまり、食品として販売されるなら、形状だけで医薬品であるという判断はしないということだ。「ソフトカプセル」「ハードカプセル」「錠剤」「丸剤」「粉末」「顆粒」など、すべて同様である。

ただ、「アンプル」「舌下錠」「スプレー管に充塡した液体を口腔内に噴霧し、粘膜からの吸収を目的とするもの」などは、現在もその形状から「医薬品」と判断されている。これらの形状のものは、食品として発売されることはないだろうから、当然の処置といえるだろう。

こうして、何とか形状の問題も片付いた頃にはもう、ビタミンのブームは過ぎ去ったかと思えたが、より大きなサプリメントの大ブームが巻き起こるのである。

その立役者は、「ビタミンC」ではなく「ビタミンE」であった。

ここからソフトカプセル業界にとっては、戦後最大の躍進期となる。

新たなカプセル会社も参入

ビタミンEのブームがやって来る少し前のこと、静岡県富士宮市に新たにソフトカプセル会社が生まれた。

東洋カプセル株式会社といい、設立そのものは東海カプセルと同年の一九六八（昭和四十三）年のことである。

ここの創業者の望月順太郎もまた、静岡の材木商からスタートした人物である。

一九〇九（明治四十二）年生まれで、初めは富士宮市の材木商に勤めていた。戦時中は海軍の特別陸戦隊に配属され、終戦と同時に上海で抑留される。帰国は、終戦の翌年のことであった。

静岡から山梨に移り、そこで「森林業」と「材木商」を営む。当時、富士身延《ふじみのぶ》鉄道の開業に伴い、信州・甲州のパルプ用材木の輸送の便を得て富士・富士宮地区の製紙会社への供給が増えた。

それからパルプの製造を富士宮市内で始める。弟とともに運営していたというから、小規模のパルプ工場だったようだ。主に長野県でパルプ用材を仕入れては、静岡まで運搬し、パルプにしては販売していた。

富士宮市では、パルプ工場を経営しつつ、市会議員も務めている。

ところが、昭和四十年代、静岡では製紙工場やパルプ工場の流す廃液によって田子の浦港のヘドロ問題が引き起こされる。いわゆる「公害」だ。

一九六四（昭和三十九）年の東京オリンピック、一九七〇（昭和四十五）年の大阪万博を中心に据える「高度経済成長」のイメージは、あたかも輝ける未来の象徴のごときものである。右肩上がりの経済成長は、確かに「昨日より今日」は豊かになり、「今日より明日」はさらに豊かになっていくという実感を伴っていた。

しかし、輝ける未来ばかりではないのは、こうした公害問題を見ても明らかである。経済成長が生み出した負の部分は、確実に存在したのである。

国を挙げて、ひたすら邁進する経済状態の中でも、そのことに疑念を抱く人たちがいたこともまた事実であった。

市会議員も務めた望月などは、まさにそうした一人だった。パルプ工場によるヘドロ問題に心を痛めていたのだ。

同時に、価格の低い輸入材が出回り始め、日本の林業は斜陽化を迎える。これはパルプ用材を商売にしていた望月にとっても大打撃であった。

公害問題、それに外材の流通……パルプ業は先行きが暗い。

次なる一手を考えていた望月は、富士市、富士宮市などでソフトカプセルを製造している企業がいくつかあることを知る。どれも、決して大きな企業ではない。こうした工場と同様に、医薬品メーカーからの受託によって作っていければ、小資本、少人数でも立ち上げることが可能ではないか。

そこに目をつけた望月はすぐさま動き出した。借金によって用地を購入し、そこに工場を建てる。そして、すぐにソフトカプセルの製造をスタートさせた。

初めは、やはり平板法によるソフトカプセル製造であった。

決して順風満帆といえる船出ではなかったものの、取引のあった医薬品メーカーからの仕事を大切にこなし続け、信用を勝ち取っていく。

東海カプセルがロータリー式充填機を導入、加藤咲郎が富士カプセルに戻って、そこでもロータリー式を入れる。

すぐ近くで、その威力をまざまざと見せつけられた望月は、東洋カプセルでもロータリー式充填機へと切り替えたのだった。創業から十年後の一九七八(昭和五十三)年のことである。

決断の早さがトップに立つ者には不可欠の要素である。その意味で、望月は十分にリーダーたる素質を備えていた。

このロータリー式充填機への切り替えの時期が、まさにビタミンEなどをはじめとする健康食品ブームと重なってくる。

その潮流の中で、東洋カプセルもまた一気に業績を伸ばしていくのだった。

分社化されたサプリメント企業

さらに、もう一社、「アリメント工業株式会社」という会社に登場してもらうことにする。また新しい会社か、と戸惑うかもしれないが、この会社の会長が前出の若尾勝也氏であるというとぴんとくる人もいるかもしれない。

そう、東海カプセルから分社した企業なのである。

ソフトカプセル中興の祖とでもいうべき、加藤咲郎がロータリー・ダイ式の自動カプセル成形充填機を導入するために設立したのが東海カプセルであった。その咲郎は、すぐに東海カプセルを出て富士カプセルに戻っていくのだが、もちろん、東海カプセルの方はそれ以降も事業を続けていく。

何しろ、平板式に比べて、圧倒的な製造スピードを誇る充填機をいち早く導入した会社である。それをフル回転させていけば、後発の企業ではあっても、一気に売上を伸ばしていくことが可能であった。実際に、生産量は増え続けていたのである。

この東海カプセルは小野薬品工業との繋がりが強く、とくに医薬品の受託製造で業績を伸ばしていく。

一方で、東海カプセルは医薬品とともにヘルスフード（いわゆるサプリメント）も主力製品としていた。それは、当時の執行部が「ヘルスフードは日本でも将来的に必ずブームとなる」と確信していたためである。

先発の富士カプセルは、薬剤よりも肝油の製造で力を蓄えてきた。そのことを見ていたから、大量生産できるヘルスフードこそが製造の中心軸になると予想したのだ。

そして、東海カプセルのヘルスフード部門を分離独立させたのが、アリメント工業であった。一九八三（昭和五十八）年のことである。

若尾氏によると、アリメント工業の分離独立には「厚生省（当時）の指導もあった」という。あからさまな指導ではなかったものの、医薬品とヘルスフードとを同じ工場施設で製造するのは好ましくないとされ、そうした意見が各社に伝えられた。早速、その意見に従ったのだ。

東海カプセルでは、医薬品とヘルスフードとを別々の施設で作るようになり、それを機にヘルスフード部門を分離させたということだ。

こうした「薬品」と「食品」とを切り分けたのには、どのような意味があったのか。

当時の厚生省（医薬品）と農林水産省（食品）との管轄が別なのも、その理由の一つではないかと若尾氏は言う。それぞれが別の場所で稼働させることで、指導などがやりやすくなったのである。

ただ、アリメント工業を立ち上げたはいいが、スムーズに仕事が入ってきたわけでもなかった。東海カプセルから分離したからといって、それまでの付き合いをそのまま引き継いだわけではない。とくにヘルスフードの分野は、「まだ」端緒についたばかりだった。これから開拓していかねばならなかったのだ。

「アリメントはヘルスフードを軸にしていくつもりでしたが、数年は売上が一億円程度。完全に赤字です。その状態が五、六年も続きましたかねえ」

若尾氏は総務から始まり、生産管理、工場長とほとんどの部署を経験した。

会社は社員百人ほどでスタートしたものの、仕事そのものがないため、毎日、構内の清掃、草むしりなどをやらせた。それでも、手が空いている者が出てくる。やむなく、かなりの人数に辞めてもらうことになった。

将来的にサプリメントのブームが来るだろうと予想して始めた会社だったが、絶対的な確信を持っていたわけではない。「本当に来るのか」、社員の間にはそんな動揺も見られるようになっていった。

「しかし、予想は見事に当たりました。五年目あたりから、ヘルスフードの需要が増えていったのです。とくに、ビタミンEのブームが大きかった。ビタミンEは油ですから、ソフトカプセルでなくてはならない。ここからヘルスフード業界が発展し、それに伴ってソフトカプセル業界も拡大していったのです」

アリメント工業も、ここから工場を拡大していくことになる。山梨の工場では機械を四基増設し、新富士にも工場を作った。


ビタミンEのブームとは何だったのか。

とにかく、一九八〇年代半ば、ソフトカプセル業界が一気に拡大していった原因はビタミンEのブームにあったことは確かなのだ。「夢よ、もう一度」と望む関係者は多いものの、その後それに近いうねりさえ訪れてはいない状態である。

ビタミンEとは、たとえばアーモンドなどに含まれる栄養素である。

栄養素としての発見は一世紀ほど前のことで、一九二二年にアメリカの研究者によってなされている。ラットによる実験で、とくにメスの妊娠に影響があるとされた。ビタミンEは化学名を「トコフェロール」というが、これはギリシャ語では「出産のための力を得るもの」ということである。

だから、当初は女性ホルモンに影響を与えることで、女性の妊娠や生理だけでなく、更年期の症状にも効果があるとされ、そうした患者のために処方されていたのである。

ただ、ブームとなるには、もうひとつの効能が必要だった。それは抗酸化作用である。一度は聞いたことがあるだろう。体内における活性酸素が引き起こす障害を防ぐ役割があるのだ。その障害というと、まず、がんが挙げられる。さらには生活習慣病の数々である。「がんに効く」わけではない。しかし、がんの発生を少しでも抑える働きはあるのだ。

このことに、多くの人々が飛びついた。

その背景にあるものについて、一つの統計が教えてくれる。死亡原因の変遷だ。

日本では、昭和二十年代半ばまで死因の第一位は結核であった。二位が脳血管疾患、つまり脳卒中、脳梗塞などである。

これが、一九五一（昭和二十六）年に逆転し、以後、脳血管疾患がずっと一位を占めていく。脳血管疾患が一位を降りるのは、八一（昭和五十六）年のことなのである。この年、脳血管疾患は二位となり、それまでずっと二位だった悪性新生物、つまりがんがトップに躍り出た。

以後、がんは日本人の死因のトップであり続けている。

まさに、このビタミンEのブームは、がんが死因の第一位となったことと関係があるといえる。

誰でも、周囲の一人や二人はがんによって亡くなった人がいたはずである。なおかつ、まだ緩和ケアが根付いていない時代だ。がんになると、最期は痛み、苦しんで死を迎える、そのようなイメージが植えつけられていた。

だから、がんにはなりたくない、多くの人たちが切実に願ったのだろう。それがサプリメントとしてビタミンEを求める理由となった。

さらに、ビタミンEの効用とブームについて付け加えると、細胞膜などを活性酸素などから守るため、毛細血管を丈夫に保つ作用もある。血行障害の改善などが期待されることから、さらには「若返り」が謳われるようにもなった。

もちろん、広義の「若返り」は期待できるかもしれないが、それは他のビタミンでも同様である。ただ、このビタミンEの「若返り」効果は、先のがんに対する働きと相俟《あいま》って広く喧伝されていく。

これもまた、ちょうど一九八四（昭和五十九）年に女性の平均寿命が初めて八十歳を超えた（八十・一八歳）ことと無関係ではないはずだ。そこまで長生きするのなら、より若くありたい。その願望は、男性より女性の方が強いだろう（この年の男性の平均寿命は七十四・五四歳）。時代が後押しする形で、ビタミンEのブームが起き、それがソフトカプセル業界をも拡充させていくことになったのだ。

このあたりで、日本のソフトカプセル会社は、大手として富士カプセル、東海カプセル、それに外資系のキャタレント・ジャパンの三社が揃い踏みをすることになる。

このうちの富士とキャタレントは医薬品とヘルスフードを、東海は医薬品のみを手がけるようになっていた。

さらには健康食品やサプリメントに関するソフトカプセルの受託製造を担う企業がいくつも誕生していった。現在ではその数、数十社といわれている。ただ、それらの四割ほどが売上十億円未満という中小規模の会社となっている。

やがてアリメント工業は売上では東海カプセルを超えることになる。このように、ヘルスフード分野に特化した企業が、医薬品だけを作っている会社を超えていくところに、ヘルスフード、そしてサプリメント需要の大きな流れがあった。また、ソフトカプセルの需要拡大もあった（医薬品は完全に受託部分が売上だが、ヘルスフードは原料分も含まれるため、単純には比較できないのだが）。

規制によって技術革新も

ヘルスフード、サプリメントの流行は、日本ではアメリカの後を追うようにして巻き起こったのだが、アリメント工業の若尾氏によるとそこには決定的な違いがあるという。

「アメリカなどのサプリメントは単体、つまりビタミンEならビタミンEだけのサプリメントなんです。ビタミンCだけ、ビタミンBだけ、というように。それに対して日本の場合は、複合製品が主流です。ビタミンAも入っていればビタミンCも入っている。それに加えてカルシウムだとか鉄分とかも入っている。そうしたサプリメントは、製造するのが結構難しい。原料によっては粉だったり水分の多いペースト状だったりもしますから。それを一粒のカプセルに納めていく。これによって日本のソフトカプセル製造技術は格段にアップしたといわれています」

ヘルスフード、サプリメントは、長いことメーカーからも行政からも鬼っ子扱いされてきたところがある。

先に述べたように、厚生省の通知によって、カプセル形式のヘルスフードの形状が問題とされたこともあった。つまり、医薬品と同じような形のものは認めないとされたのだ。そこで、さまざまな工夫をした。それでも「紛らわしい」と言われたこともあった。しかし、そもそも医薬品とサプリメントを間違えて服用することなど、ありえない話なのだが、当時はそのような規制が生きていたのである。

そこでアリメント工業では、三角形のソフトカプセルを考案し、売り出した。技術的には、それほど困難ではない。金型さえ作れば、それによって製造することは可能だ。ただ、球形のものに比べて、一つの型から多くの製品を作ることができない。それだけコスト高になってしまう。それでも、苦肉の策として三角形のソフトカプセルを作り、販売した。

困難はそれだけではなかった。

その後、一九九〇年代後半にヨーロッパで巻き起こったＢＳＥ（牛海綿状脳症）問題では、牛の皮や骨から作られるカプセルの原料、ゼラチンの輸入が困難となった。

この時、政府によってEU産の牛肉の輸入禁止が決められたのだ。直後には、アメリカ産も禁止となった。

ここでもヘルスフードは医薬品ではなく食品であるという認識から、ヘルスフード用ゼラチンは輸入禁止に引っ掛かったのである。

ちなみに、医薬品用の方のゼラチンは輸入禁止とはならなかった。こうした「理屈に合わない」規制がいくつもあり、そこで常にヘルスフードは右往左往させられてきたのである。ここにも厚生省と農林水産省との駆け引きがあったのは確かだろう。

この時はどのように対応したか。

まずBSEとは無関係のEU以外の国から牛由来のゼラチンを輸入しようとした。しかし、これがなかなか上手くいかない。EU以外の国ではもともと牛由来のゼラチンを作っていなかったため、製造が追いつかないのだ。多くの欧米諸国のゼラチンは豚から作られている。牛からのものは日本など数少ない国でしか使用されていなかった。

そこで、日本のソフトカプセル業界も、豚由来のゼラチン、さらには魚由来のゼラチンに替えることになった。

牛に比べて価格は高めである。さらに、臭いと色が牛に比べてきつくなったため、消費者には不評でもあった。

この時期にゼラチンに代わる植物性の皮膜も開発研究され、三生医薬（サンカプセル）では日本で初めてセルロース、デンプンを皮膜成分とするソフトカプセルの製造に成功した。この後、少しずつ植物性のカプセルも使われるようになっている（これは宗教的な理由から、牛由来、豚由来のカプセルを服用できない人たちに利用されることが多い）。

とにかく、牛のゼラチンが安定供給されるまでは、この状態が続いた。

このＢＳＥ問題は、ソフトカプセル業界にとって大きな打撃だった。

しかし、さまざまな工夫によって、そこからも復活を遂げたのである。

加藤咲郎の最期

すでにソフトカプセル業界には、黎明期《れいめいき》や戦後の繁栄期を知る者も少なくなっている。

富士カプセル二代目であって、同時にソフトカプセルの需要を高めた加藤咲郎だったが、豪放にして破天荒な性格はいくつもの逸話を残した。

とくに実弟の鎌田泉氏は、仕事だけでなくプライベートでの付き合いも深く、表も裏も知り尽くしているようだった。

「六歳離れているせいか、子どもの頃は可愛がられた記憶しかないんです。私は長男（有年）とも十歳離れていて、こっちはもう背負われて育っていますから、いつまでも頭が上がりませんでした。咲郎兄は、本当にユニークな人でしたよ。発想も大胆で、思い立ったら一途に進んでいく。それで上手くいくこともあれば、失敗したこともある。ま、成功は半分ぐらいじゃなかったですか（笑）」

その失敗例として、いくつか話してもらったが、たとえば北海道にゼラチン工場を作ったエピソードがある。自前でゼラチンを作った方がニッピから仕入れるよりも、もっと安く手に入るのではないかという目論見で立ち上げたのだ。北海道には牛がたくさんいる。その皮や骨を再利用すれば、牧場にとってもいいことなのではないか、と。

工場設立までは、地元の有力政治家などとも親しくなったり、根回しをしてもらったりと、相当に労力も、そして資金もつぎ込んだらしい。そして、いよいよ開設。

牛だけでなく豚も手に入りそうだ。これは、予想より上手くいくのではないか。咲郎はほくそ笑んでいただろう。

ところが、実際にゼラチンを作る段になると、どうにも上手くいかない。というのも、その頃はほとんど海外からの輸入品だったのだが、輸入先のゼラチンは乾燥した土地で野ざらしのような状態の牛や豚から採取していたのだ。ところが、北海道で仕入れた牛や豚では、髄液にまだ塩分が入り過ぎていた。いちいち塩抜きを行い、それからゼラチンに加工していく。手間もかかれば、電気代などの経費も相当量に上った。

二、三年稼働してみて、どう考えてもニッピなどから仕入れた方がはるかに安いことが分かった。どうにもならず、ゼラチン製造の方は断念してしまったという。

もうひとつ、これはソフトカプセルとは関係のない商売として。

咲郎はゴルフが大好きであった。暇さえあればゴルフ場に出向いていく。そこで知り合った人たちとも親しくなっていく。そのような仲間四人とともに、フランスでゴルフ場を購入した。社長は持ち回りで、一年ごとに代わろうとなった。四年に一度、オリンピックのようにして社長が回ってくることになる。それも面白いではないかと、自慢げに語っていた。

周りの人たちにも「ぜひ、フランスでゴルフをやってくれ」と頼んでいたが、わざわざフランスまでゴルフをしに行く者は稀である。一度の渡仏で、国内なら何回ゴルフ場に通えることか。

何のことはない。このフランスのゴルフ場は咲郎らの遊び場になってしまった。

そして、経営は赤字。結局は一度社長の座に就いただけで手放してしまう。

おまけに、悪いことは重なるもので、フランスを訪れた際、酒の飲み過ぎで体調を壊してしまい、大慌てで日本に帰ってきたことがあった。ひどい胃潰瘍と診断され、胃をほとんど摘出してしまう。それでも飲み続けていたというから、よほど酒好きだったのだ。

鎌田泉氏は、咲郎から何度も出入り禁止を言い渡されている。言葉の綾ではなく、本当に出入りできなくなった。ひどい時には半年間も富士カプセルの門をくぐらなかったこともある。もちろん、最後は和解して出入りできるようになるのだが。

そのうちの一つは、スイスにソフトカプセル会社を立ち上げた際のことであった。ある小さな商事会社から富士カプセルの咲郎の元に話が持ち込まれた。スイスを拠点にソフトカプセルの会社を立ち上げないかというのだ。

その商社は、英語、フランス語、ドイツ語に堪能な男性が切り盛りしていて、彼は日本にある十七ヶ国の大使館を回って、ソフトカプセルそのものを売り込んできたというのだ。この話に乗り気になったのがドイツのハーブティーを作る会社で、富士カプセル、鎌田氏が社長となった鎌田製作所、そしてドイツの会社とが共同出資するということである。

ヨーロッパのソフトカプセル業界は、アメリカのアール・ピー・シーラー社がほとんど押さえていた。そこにあえて楔《くさび》を打つ意味でも、何とか拠点を持ちたかったのだ。

スイスに工場を作ることになった。このハーブティー会社も、初めはアール・ピー・シーラー社の関連するソフトカプセル会社に委託しようと思ったのだが、注文してから納品までに半年かかると言われてしまった。それほど待てない。ならば、自分でカプセルを作ってしまおうとなったという。

スイスのウィルという町にある小さな製薬会社を買収し、スイスカプセルとして稼働し始める。

鎌田製作所の機械も良かったのだろう。また、富士カプセルとの連携も上手くいった。この工場は大成功し、スイスカプセルはドイツ、イギリス、ブルガリアなど七ヶ国に工場を持つに至った。

この成功を見て、咲郎が「日本側の商社を外そう」と言い出したのだ。その商社には常に手数料が入っていく。そこを外して直接にやり取りすれば、手数料分だけ儲けになる。咲郎の目論見はそういうことだった。

鎌田氏は、これには猛反対した。そもそも、この話はその商社が動かなければスタートしなかったのである。一生懸命に海外に売り込み、今も熱心に折衝してくれている。それをどうして外してしまえるのか。

「お前は反対なのか」

「はい」

「じゃ、うちには出入り禁止だ」

それ以降、富士カプセルに入ることができなくなった。

しかし、富士カプセルで使っている機械はほとんど鎌田製作所の作ったものである。メンテナンスはもちろんのこと、金型は他の会社に任せるわけにはいかない。それだけ鎌田製作所の技術力は高いのだ。

工場の担当者がこっそりと鎌田氏に頼んできた。

「今度の金型、作ってくださいよ」

現場の頼みとあっては断れない。

出入り禁止といっても、結局は三ヶ月もすると、以前と同じく仕事をするようになった。おまけに、スイスカプセルの方の仕事も順調に伸び続け、ヨーロッパにもトータルで五十台ほどを納品することになった。

「兄貴は、すぐにかーっと頭に来るんだけど、少し経つと冷静になって、怒ったこともうやむやになってしまう（笑）。こっちは、それが分かってたから、『またか』という感じでしたよ」


加藤咲郎は、最後はがんを患い、入院を余儀なくされた。

調子が悪いとなった時、がんはすでに全身に転移していて、手の施しようがなかった。静岡の病院に入院するものの、ちょっとでも具合がいいとゴルフに出かけてしまう。もう面倒を見きれないと追い出され、東京の虎の門病院に入院した。

この時期にはさすがにゴルフに行く元気はなくなっていたが、競馬だけは好きで、鎌田氏が競馬新聞や馬券を買いに行かされた。

ある時は、蕎麦が食べたいというので、美味しいざる蕎麦を買ってきたり、マグロの寿司が食べたいというので、夜中でも握りを持っていったりした。ただ、一口食べて「美味いな」と言い、それ以上箸をつけようとはしなかった。

もう、かなり弱っていたのだ。

平成に入って五年目の夏、咲郎は虎の門病院の個室で亡くなった。まだ、六十代半ばである。この傑物は、傍からはどこか生き急いでいたようにも見えたのだった。

第二部

未来

第一章

再度ソフトカプセルについて

ソフトカプセルとは？

第二部に入る前に、ここで改めてソフトカプセルについて説明しておく。

ソフトカプセルとは、その起源は十九世紀前半と考えられている。フランスで発明され、液体だけでなく微粒子を含む液体（懸濁液《けんだくえき》という）などを、カプセル一粒の単位で服用しやすくしたものである。

後に医薬品としては、ビタミンEやビタミンD_3の製剤化に使われるようになった。カプセルの皮膜は、基本はゼラチンとグリセリン（グリセロール）を用い、そこに着色剤などを配合することもある。

なお、ゼラチンが基本となる材質であり、そこにグリセリンを加えることで弾力性を持たせることができる。こうした素材を可塑剤《かそざい》という。

では、ビタミンEやビタミンD_3がソフトカプセルに適しているというのは、単に液体だからであろうか。

もちろん、それも理由の一つだが、それとともにこうした活性型のビタミンは酸化しやすい性質であることも関係している。ソフトカプセルは皮膜の酸素バリア性が極めて高いという特徴も持っているのだ。このことによって内容物を酸化から守ってくれる。

もうひとつ、液体を内容物にできるため、医薬品などを一粒ずつ均一に配することができることも、ソフトカプセルの利点である。粉状のものは何種類かの粉末が混じっているから均等に入れるのが難しい。

他にも、メリットはいくつもある。たとえば、内容物との間に隙間がなく、香りや味が漏れ出ることがないこと。また、皮膜を二酸化チタンやカラメルで着色することで、見栄えだけでなく遮光性も持たせることができる。

外気との間のバリア性なども含めて、ソフトカプセルは「可食性の気密容器」ということもできるわけだ。

これまで、何度も説明してきたように、ソフトカプセルを作るには、我が国では平板法という方法を用いていた。鯛焼きを作るようなやり方であることもまた、これまでに説明した。

この平板法によるソフトカプセル製造は、日本では実に長いこと続いた。しかし、一九六〇年代半ばになり、生産性や均一性に優れたロータリー・ダイ式（打ち抜き法のシステム）の充填機《じゅうてんき》が輸入されると、一挙に平板法は衰退してしまう。これは、圧倒的な生産量の差でもあった。

ロータリー式では、ソフトカプセル製造の三つの工程を一つのシステムで行えることが大きかったのだ。

三つの工程とは、カプセル皮膜シートの調製、内容液の充填、二枚のカプセル皮膜シートの接着と打ち抜き、である。

ロータリー式の構造図（十八〜十九頁）を参照してもらいたい。

円筒型の金型をいろいろ替えていくことで、多種多様の形態の製品を作れる。アリメント工業の若尾勝也会長が、かつてヘルスフードのソフトカプセルが薬剤と同じ形状では作れなかった（当時の厚生省によって禁止されていた）時代に、三角形のソフトカプセルを作っていたと話してくれた。子どもが関心を持つような魚型、ハート型も可能だし、ウサギを象《かたど》った複雑な形状のものもある。

ソフトカプセルには、今まで説明してきたような平板法、ロータリー・ダイ法に代表される打ち抜き法ではない製造法もある。そのことについて説明しておく。

ドリップ法（滴下法ともいう）と呼ばれ、読んで字のごとく滴《しずく》として落としていくことで製造する方法である。これまでシームレスカプセルと呼んできたカプセルを作る方法である。

その製造プロセスは、まず二重に液を流し込む管を作る。外側の管からはカプセル皮膜液、内側の管からは内容液を流していく。

二層の液体は管を通って冷却した油液の中に落とされるのだが、この送液管の横につけられたパルセーターが振動を伝える。するとどうなるか。管を通った液が揺すられることで、途切れるわけである。それも細かい振動だから、細かく途切れていく。二つの管を通った液体は同時に途切れ、同時に冷却油液の中を落下していく。皮膜液が内容液を包み込み、表面張力によって球形を作っていく。

そして、冷却されることで、その球形で固まるのである。

実によくできたシステムだ。

ちなみに、この方式によるソフトカプセルは「型」を組み合わせて作られるわけではなく、落下する際の表面張力によって球となるので、継ぎ目がない。そのため、シームレスカプセルとも呼ばれている。

普通は二層にして落下させていくのだが、これを三層にすることも可能だ。皮膜層と内容物との間に中間層を挿入する。すると、三層のシームレスカプセルが作れるのだ。

これは、たとえば胃で皮膜が溶けても、さらに先の腸（十二指腸、小腸、大腸）をターゲットに、そこで溶かして内容物を吸収させることができる。薬効を無駄なく、活かしきれるわけだ。ただ、三層式以上になると、製造ラインの調整がとても難しく、海外ではほとんど作られることがない。精密な技術レベルを持つ日本人ならではのソフトカプセルともいえるだろう。

そして、シームレスカプセルの最大の特徴は、いろいろな大きさに設定できることである。たとえば、最小だと直径〇・三ミリメートルのものも作ることができる。煙草のフィルターに入れて、つぶすことでメントールの香りを出すようにしているシームレスカプセルは一〜三ミリメートルほどだ。

逆に、大きくすることも可能である。直径一センチのものも作れる。

つまり、シームレスカプセルだと利用範囲が一気に広がり、サプリメントなどとは異なった利用法も考えられるようになる。洗剤、入浴剤などにも使われている。

直径〇・三ミリメートルの「ソフトカプセル」というと、ほとんど粒状である。ということは、この粒を集めれば顆粒《かりゅう》状になる。それぞれのカプセルには液体が内容物として入っている。つまり、液体を固体として扱えるようになるわけである。

唯一、シームレスカプセルはその製造法から、球形のものしか作れない。それだけが制約といえるだろう。

表1　ソフトカプセルの製法

製法名	概　要
1　浸漬法 (Dipping method)	カプセルを成形したのち、内容液を充填する方法。 生産性が低く、古典的な方法で、現在はソフトカプセルでは使われていない。 **充填対象物：油液類**
2　打ち抜き法 (Stamping method)	いずれも2枚のゼラチン製シートを合わせ、鋳型で各カプセル型状にシートを打ち抜く方法で、ゼラチン製シートのヒートシール、カプセル成形、カプセル内容物の充填を同時に行う。 現在最も代表的なものはロータリー・ダイ法で、一般にソフトカプセルといえばこの方法を指す。 **充填対象物** **・平板法――油液類、裸錠** **・ロータリー・ダイ法――油液類、粉末懸濁油液、ペースト状油、エキス、非水性液（粘度2万cps以下）** **・高粘度専用法――油液類、粉末懸濁油液、ペースト状油、エキス、非水性液（粘度7万cps以下）** **・アコージェル法――粉末**
3　滴下法 (Dripping method)	二重ノズルの内側のノズルからカプセル内容液が、外側のノズルからカプセル皮膜液が一定速度で流出し、この2層の液流を一定間隔で切断し、液滴としたのち、外側の皮膜層をゲル化させ、カプセルとする方法。 **充填対象物：油液類、粉末懸濁油**

シームレスカプセルの用途を新たに作り出すことで（口中清涼剤や煙草のフィルター内に搭載された香りつけなどに使われている）、ソフトカプセルそのものの勢力地図も変わってくるかもしれない。

皮膜がソフトカプセルの「命」

さて、ソフトカプセルにおいて内容液はそれぞれ製品によって異なってくる。しかし、皮膜の方は基本的な作りはどれも同じなのである。そして、これがとても重要な役割を担っている。

皮膜は基剤、可塑剤、あとは水分からできている。

基剤はゼラチン、可塑剤はグリセリンが最も多く使われている。

ゼラチンはかつての日本では牛由来のものがほとんどであったが、二〇〇一（平成十三）年に発生したＢＳＥ問題により、豚や魚から取られたゼラチンが用いられるようになった。しかし、その後また牛由来のものが大勢を占めるようになった。

さらには、動物由来のゼラチンを嫌う人も出てきて（アレルギーや宗教的意味合いもある）、ゼラチンフリーの植物原料一〇〇パーセントのカプセル皮膜（カンテン、トウモロコシ、海藻など）も作られるようになった。この植物由来のソフトカプセル皮膜は日本では数社しか作ることができない。

植物由来のソフトカプセル皮膜の特徴は、「崩壊遅延」が起こりにくくなることである。崩壊遅延とは、従来のゼラチンだと、光や水分などの影響によって、数ヶ月ほどで溶けにくくなってしまうことがある。これは、ゼラチンのタンパク質がアミノ基と低分子化合物を媒介として結合してしまうためである。ところが、植物由来だと、低分子化合物と結合するような成分が存在しないので、崩壊遅延が起こらないのだ。

ちなみに、もともとあった牛由来のゼラチンは、最も安定した材質、つまり良質な部分はカメラのフィルムに使用されている。静岡にゼラチン工場があったのは、富士フイルムがあったことも関係している。

とにかく、牛由来であっても植物由来であっても、製造直後はソフトカプセルの皮膜は四〇パーセント前後は水分が占めている。そのため、「ソフト」カプセルなのだ。非常に軟らかく、指で触れても弾力がある。

しかし、乾燥工程を経ると水分含有量は一〇パーセント前後となり、それほど軟らかく感じないようになる。さらに水分含有量が低下すると、温度変化によって内容液の体積が変わってくることがあり、カプセル皮膜がそれに対応できずに「割れ」というトラブルが起きることもあるので、この水分含有量はとても大事なのだ。

ソフトカプセルの内容物には、油状の成分、油に溶ける成分を含む油液（活性型ビタミンD_3を充填した「ロカルトロール」カプセルなど）の他に、油懸濁液（水溶性成分の油性の乳化液、粉末成分を油に混ぜたもの）などが一般的である。

水溶性の液体だと、カプセル皮膜を溶解させてしまう。また、水となじみやすい低級アルコールはカプセル皮膜を通過してしまい、揮発してしまう。そのため、こういった内容物はソフトカプセルには適していないのである。

かといって、すべての水溶性液体がソフトカプセルに充填できないのかというと、そういうわけでもない。たとえば、マクロゴール４００（ポリエチレングリコール４００）を溶媒とした水溶性液体ならば、ソフトカプセルに入れられることが知られている。

さらに、別の溶媒で調整した水溶性液体をソフトカプセルに充填する技術を確立したメーカーもあり、今後さらにいろいろな内容物が試されていくのだろう。

低級アルコールの揮発についても、気密性の高い包装に個別に包装することで、クリアすることが可能だ（シクロスポリンを充填した「ネオーラル」カプセルなど）。

研究者としての「ソフトカプセル考」

かつて私が執筆した報告書の要旨をここで紹介しておく。従来、油性液のみを入れる剤形であったソフトカプセルの応用について、一九八〇、九〇年代に、ジャンルを違えて、いくつか記したものである。内容的には古びていない部分もあれば、随分と変わってしまったこともある。当時と現在との距離を測ることでソフトカプセルの進化や、あるいは開発の停滞についても分かると思えたために、あえて掲載することにした。今後のソフトカプセルの発展に活用していただければ幸いである。

ソフトカプセルの利用例

現在、食品に使われているソフトカプセルは私の知る限りではビタミンE、レシチンなどのいわゆる健康食品、即席めんや電子レンジ食品の調味油カプセル、フレーバー（風味、香り）含有ミニカプセルを配合した飴、ガム、チョコレート、ドレッシングなどである。

そこに新たな技術、とくに耐水性カプセル、耐熱性カプセル、顆粒カプセルなどが登場し、そのことによって、今後はカプセル食品、カプセル配合食品の市場は飛躍的に増大すると確信している。

その応用例のいくつかを挙げておこう。

なお、耐水性カプセル、顆粒カプセルは、まだ開発されたばかりであるので、実用例が少なく、あくまで参考例としての試作品を挙げておいた。むしろ、これを読んだ方々の立場から私の挙げた応用例を評価していただき、さらにさまざまな用例をご教示いただきたいと考えている。

表２　油脂成分のソフトカプセル健康食品

植物由来	ビタミンE、β-カロテン、レシチン、月見草油、しそ油、小麦胚芽油、ガーリックオイル、サフラワー油、アボカド油、オリーブ油、玄米胚芽油、ゴマ油、コメ油、ハトムギ油、マカデミアンナッツ油、ローズマリー油、各種精油
動物由来	スッポンオイル、卵油、卵黄油、蛇油、八ツ目ウナギ油、EPA、DHA、肝油、スクワレン

表３　粉末成分配合のソフトカプセル健康食品

植物由来	ローヤルゼリー、ポーレン（花粉）、プロポリス、ハチミツ、シイタケエキス、ヒメマツタケ、霊芝、マイタケ、マツバエキス、イチョウ葉エキス、クマザサエキス、クロレラ、スピルリナ、オクタコサノール、アロエ、エゾウコギ、高麗人参、田七人参、冬中夏草、杜仲エキス、ニンニク、黒酢、ルチン、ギムネマ、大豆ペプチド、ファイバー、ハトムギエキス、各種エキス、ハーブ、酵母、酵素
動物由来	オットセイエキス、深海ザメエキス、スッポンエキス、プラセンタエキス、マムシ、マローエキス、カキエキス、酵素、ビフィズス菌、乳酸菌、キチンキトサン、タウリン、核酸
その他	各種水溶性ビタミン（B_1、B_2、B_6、B_{12}、葉酸、パントテン酸等） 各種ミネラル（カルシウム、亜鉛、鉄） 各種オリゴ糖

1　ゼリー・プリン・ジュース類の香りつけ、タバコのメントールの香りつけ用香料カプセル、調味油カプセル（カプセルドレッシング）

耐水性のカンテンカプセルに香り、調味油、栄養分などを入れて、配合する。カンテンは水に溶けないので、どんな飲み物、食品に入れてもいい。だから、すべての飲料、プリン、ゼリー、ソフトクリーム、アイスクリーム、生クリームなどが対象となる。このことで味も見た目も新しい商品が生まれるのではないだろうか。

次のような特長が挙げられる。

・食品の香りつけ、味つけなどをビジュアル化でき、見た目の面白さも増すはずである。
・カプセル包装で保護されているため、香り、味が安定する。
・カプセルは容易に口中で噛み砕かれるので、すぐにカプセルの内容物が口内に放出される。すると、香り、味が一段と強くなるため、食べる過程で香りや味が変化していく様を楽しめる。
・カンテン特有の食感が楽しめる。その一例として、すでに商品となっている「つるべ」

（五～十ミリの直方体の海藻抽出物ゼリー含有飲料）があるが、カンテンカプセルは食感以外にも香味が楽しめる。

・色が自由に変えられる。カプセルは着色が簡単なので、たとえば結婚式用として、香りつけされた紅白カプセル配合のサラダドレッシングなどが考えられる。

2　カプセル調味料

バターオイル、ゴマ油、ラー油、からしエキス、わさびエキスなどの香りをつけた調味料を二ミリほどのゼラチン製顆粒カプセルに入れ、卓上タイプのカプセル調味料とする。

米を炊飯する時に玄米油カプセル調味料をふりかけてから炊けば、ご飯の艶や香味が改善され、ビタミンEなどの栄養強化も行うことができる。

また、バターを入れたカプセルは、切ったりすることなく、簡単に取り扱うことができる。たとえば、ホームベーカリー用パンミックス粉に入れれば、バター食パンも作ることができる。

カプセルの機能・目的	対象食品
〈意外性〉 ・液体の固形化 ・コーティング技術との組み合わせ	液体であるため使用されなかったものをカプセル化し、外見上固形の食品とする。 さらにチョコレート、シュガーコーティングをすることにより新しいテクスチャーの食品ができる。
〈ファッション性〉	カプセルの美観を応用した口中清涼菓
〈コピー食品〉	人工いくら、人工キャビア等の珍味、カンテンダイエット用だんご

3 魚卵のコピー食品

キャビア、数の子などの粒を小さなソフトカプセルで再現した食品、あるいはまったく新しい味、食感の粒状カプセルも可能である。

4 インスタント食品の調味油カプセル

カプセルは内容量が一定なので、そのままお湯を加えるだけでよく、利便性が高い。粉状のものに比べて扱いやすく、手が汚れない、ゴミが出ないというメリットもある。インスタントラーメン、焼きそば、電子レンジ食品など、この分野の食品はすでにいくつか市販されている。

表４　各種油脂配合カプセル応用のポイント

カプセルの機能・目的	対象食品
〈栄養強化〉 ・健康志向、高級志向 ・栄養成分のカプセル配合	インスタント食品、飲料、スープ、シチュー、炊飯用の素、マヨネーズ、ドレッシング
〈味覚強化（香料）〉 ・低沸点香料、揮発性香料のカプセルを配合	キャンディー、ガム、チョコレート、クッキー、ミックスパウダー、お茶漬けの素、コーヒー
〈味覚強化（調味料）〉 ・香味油、調味油 ・香辛料のカプセル	インスタント食品、電子レンジ食品、冷凍食品、ミックスパウダー、タレ、調味料
〈品質保持〉 ・香味油、調味油 ・不飽和脂肪酸 ・脂溶性ビタミン	食品として食用油を利用した方がより風味が改善されるもの、たとえば、インスタントカップ麺、インスタント焼きそば
〈ビジュアル化〉 ・外観美	アイスクリーム、キャンディーへのトッピング、チッピングとして使用する。ドレッシング、マヨネーズ、ジュース等の差別化
〈テクスチャー〉 ・カプセルの強度の変化	カプセルの硬度をアップ、錠菓の風味改良、錠菓中に液体の状態としてフレーバーを封入する。
〈品質保持〉 ・内容物の保有能力の向上	栄養補助食品（ビタミンE、小麦胚芽油、卵黄油、etc.）、非常食、携帯食品

5　トッピング素材

アイスクリームや菓子パンのトッピング用も考えられる。香りつけ、別の味をプラスすることができるだろう。

6　口中清涼剤

カプセルタイプの口中清涼剤は口中に入れると数秒で溶け、または壊れ、内容液（フレーバー液など）を放出するので、市販の固形の口中清涼剤に比べて清涼感が強く、即効性が高い。においのきつい食事やお酒の後に使用するといい。

また、アルコール水溶液を内包させた、ウイスキーボンボンのようなカプセル菓子も可能である。

カプセルには糖分をほとんど使っていないので、錠菓、トローチ、飴などの他の固形剤に比べ、ダイエット面でも有利である。

7　カンテン食品

球状カンテンが実用化されることで、中身をさまざまな味、香り、色にして、現在のカンテンゼリーなどとは違った新しい展開が可能である。カンテン部分の味と中身との組み合わせもいろいろであり、変わったスイーツになるのではないか。

8　健康食品、機能性食品

この分野では、すでにカプセル食品が数多く実用化されている。しかし、顆粒カプセル、コーティングカプセル粒は、一九八七（昭和六十二）年九月二十二日の厚生省（当時）薬務局長通知薬発第八二七号の「医薬品的な形状」とは異なるので、健康食品、機能性食品で新しい形態を生み出せる。

また、より粘度のあるカプセルが実用化されると、五〇〜七〇パーセントの粉末を含んだ食品油もカプセル化できるようになる。これは、これまでの顆粒・錠剤などの固形剤に比べて、空気による酸化、吸湿などによる成分の劣化が少ないのだ。

（『食品と開発』vol. 23 No. 2：一九八八年）

今後の技術動向

ソフトカプセルを使った中身が油性の健康食品は、技術的にもほぼ完成されており、現在ソフトカプセル加工を専業とする国内数社で年間二十億～四十億個（※現在は四十億～六十億個）が製品化されている。

西ヨーロッパでは、肝油とニンニクオイルの二品目だけで推定年間二十億個以上が市販されており、欧米での油性の健康食品ソフトカプセルの普及度から見て、我が国でも今後確実に増えていくと思われる。しかし、同時に多くの技術的課題も要求されているので、以下に今後の技術動向について報告する。

油脂成分の健康食品は、ソフトカプセルが一般的であるが、厚生省（当時）はソフトカプセルは錠剤やハードカプセルと同様、医薬品的剤型であるとの考えに立ち、食品と医薬品を区別するため、錠剤やソフトカプセルに配合できる成分を一部制限している。

欧米ではこのような規制はなく、各種油脂製品の品質確保におけるソフトカプセルの必要性から見ても、将来的にこれらの規制は緩和される方向にあると思われる（※現在は随分と緩和されてきたが、それでもいくつかの規制はある）。

現時点で医薬品的剤型ではないと判断されているのは、直径六ミリ以下の小型ソフトカプセルと三角形・菱形・魚型の変型カプセルである。その意味で、カプセルの小型化が要求されており、油液をそのまま封入した直径〇・三～〇・五ミリのパウダー状ソフトカプセルが開発され、粉末と同様の取扱いができるようになれば、健康食品のみならず、一般加工食品、機能性表示食品、特定保健用食品への応用も容易となる。ソフトカプセルの小型化には、カプセル強度の低下、皮膜表面積の増大に伴う空気酸化の増大、生産性などの問題もあるが、技術的にはほぼメドが立っており、近い将来、ＥＰＡ油を細かなカプセルにして配合したマーガリン、スープなど油脂配合パウダー状ソフトカプセルが製品化されるものと思われる。

もうひとつ、最近のソフトカプセルの珍しい応用例を海外から紹介する。

ハラペーニョ・ペッパー（メキシコの唐辛子を使った香辛料）の瓶詰作業時に、キャップを締める工程において香味料として加えられた綿実油が液面に浮かぶと、その油によってキャッピングが不完全となり、滅菌中にキャップがゆるんだり、外れたりすることがあった。一方、綿実油を含むゼラチンカプセルを事前に瓶に投入、そこに熱い塩の溶液を注いでキャッピングを行う。すると、瓶の内部でカプセルが溶けて、綿実油を混合することができた。

このように、ソフトカプセルは油脂の加工技術の一つとして健康食品のみならず、一般加工食品や食品製造方法の改良などの分野でも多大な可能性が期待できる製品形態なのである。

（『油脂』vol. 46 No. 4：一九九三年）

健康食品におけるソフトカプセルの利点

ビタミンE、カロテン、DHA、EPAなど油脂を入れた健康食品に関しては、現在のところソフトカプセル以外の製品形態はほとんどなく、ソフトカプセルがファーストチョイスなのである。健康食品として用いられている素材で最も不安定な素材は、EPA、DHA、カロテン、ローヤルゼリーなどで、以前は素材をそのまま口にしていた。しかし、これらの成分もソフトカプセル化することにより、長期間安定するというメリットがあるため、どんどんカプセル化されている。

EPA油をそのまま、あるいは微小な粒状のカプセルに入れたものは、四十度の下、数日で腐敗したのに対し、ソフトカプセルではまったく変化せず、安定であった。このようにEPA油、DHA油はソフトカプセル以外の長期安定な製品形態が、今のところないといえる。

表5　DHA含有精製魚油（250mg含有）ソフトカプセル健康食品の経時安定性

		外観・性状	POV値(meq/kg)
保存前		ごく薄い黄色透明の軟カプセルで、異味、異臭は認めない	0.5
保存後	室温4ヶ月	味、臭い、色、艶ともに異状なし	2.5
	冷蔵庫3ヶ月	味、臭い、色、艶ともに異状なし	0.6
	40℃ 6ヶ月（室温3年に相当）	味、臭い、色、艶ともに異状なし 色：室温保存品と比しわずかに濃い	3.5
	50℃ 4ヶ月（室温4年に相当）	味、臭い、色、艶ともに異状なし 色：室温保存品と比しわずかに濃い	4.4
	耐寒耐熱試験*	味、臭い、色、艶ともに異状なし	0.7

＊：－20℃ 24時間→室温1時間→－40℃24時間を1サイクルとして3サイクル行う。

また、油脂成分以外の各種粉末・エキス成分のソフトカプセル製品も増えているが、これもやはり内容物の安定化機能が大きな理由となっている。行政改革、海外市場との整合性などの問題で、行政当局はビタミン成分の食薬区分の見直しを公表しており、米国で健康食品の大きな市場を占めるハーブ（生薬類）もその食薬区分の見直しを始めようとしている。

したがって、液体をそのまま固定化できる点では水分含有抽出エキス類のソフトカプセルもこれからは増えると思われる。

（『食品と開発』vol. 30 No. 2：一九九五年）

健康食品への応用と課題

明らかな食品、機能性食品ではなく、また医薬品でもない、いわゆる健康食品が社会的に正式に認められつつある現在、その製品加工技術に関してまず考えなければならないのは、健康食品の基本である天然・自然な物をできるだけ新鮮な状態で保持し、かつ摂取されやすく、取り扱いやすい形態への改良、そして開発である。

それ以外の課題として、使用方法や取扱い方法に関する情報のＰＲがある。健康食品全体としても、より適正に普及させるためにはその使用目的・使用方法・取扱いに関する啓発活動が必要であるが、ソフトカプセルはそうした健康食品全体からみれば、まだ稀な製品形態である。まだまだ適正に使用、取り扱われていない点も多いようだ。

たとえば、現状のソフトカプセルは四十〜六十度の高温下ではカプセル同士が付着してしまったり、カプセルそのものが変形してしまう。カプセルに入れられた内容物成分にとっても高温保存は決して好ましいことではない。そうした保存方法は広く知らせていかねばならないだろう。

また、こういう例もある。メーカーとしてはカプセル全体を食すように作っているのだが、口に入れたカプセルを噛み砕いて内容物のみを食している人も少なくない。カプセルの膜は良質のたんぱく質であり、内容物のうち水溶性成分は膜に移行している場合もあるので、できるだけカプセル全体を食べるべきである。

より正しい健康食品の利用方法の啓発活動の一つとして、このような取扱い上の注意についても情報提供し、より適正な普及をはかる必要がある。

（『食品と開発』vol. 30 No. 2：一九九五年）

第二章

ソフトカプセルの今後の展開

食品としてのソフトカプセル

ソフトカプセル業界の活況を呈する原因となった、肝油《かんゆ》やビタミン剤などサプリメントも含む「ヘルスフード」は今後もソフトカプセルの背骨となるのだろうか。そして、ソフトカプセル業界にこれまでのような新規参入はあるのだろうか。

アリメント工業の若尾勝也氏に、サプリメントを通してのソフトカプセル業界の今後について聞いてみた。

「国内でのパイは広がっていかないでしょう。今後は人口減ですから、市場は拡大しないに決まっています。そうすると、海外に市場を求めていくことになる。ただ、それも簡単ではない。二〇〇〇年頃、うちもアメリカのサンディエゴに工場を作りました。三社ほどで協力して、現地法人を立ち上げたのです。でも、サプリメントに対する考え方が国によって異なっているので、発想も変えないといけないと感じました。海外ではサプリメントというのは『食品』と捉えられている。おまけに、東日本大震災の際、原子力発電所の事故は、かなり輸出に影響しました」

サプリメントに関する限り、さらなるブームが起きてくる可能性は、あまり考えられないとも言う。

「ビタミンEに替わるような『スター』はなかなか出ないでしょう。コエンザイムQ10だとかDHAだとかEPAなど、目先を変えていろいろなものが出ましたけど、大ヒットとまではいかない。ヘルスフードに関する原料は、ほぼ一巡したと考えていいでしょうね。これから、まったく新しい原料が出てくる可能性は少ない。ただ、一方で国民の健康志向はさらに高まっていくことは確かです。治療目的から予防へ、それが国の方針でもあるし、消費者のニーズではないでしょうか。免疫力を高める、という類いのものは増えている。『未病』ということで漢方薬系も人気が出ている。そのあたりは、これから伸びる分野かもしれません。あと、老化とともに起きてきて、なかなか予防しきれないこと、たとえば膝痛だの腰痛だのといったものに対応するサプリメントも増えています。視力回復のためのサプリメントといったものも、今は人気があります。それと、これから伸びそうなのは美容目的のサプリメントですね」

美肌のためのヒアルロン酸、コラーゲンなど、それにダイエット目的のサプリメントなども今後はそれなりに需要が増えるのではないかという。

そうした中で、ソフトカプセルの可能性として、サプリメントという枠ではなくヘルスフード、つまり「食品」という大枠に広がっていく可能性はある。それは、「服用する」という発想ではなく、「食する」という発想に近いかもしれない。

ピンポイントで効果を期待する薬のような扱いから、身体全体に影響を与えつつ、ゆるやかに改善を図る、そうした代物だ。

端的な例として、二〇一五（平成二十七）年から、政府が届け出制として認めている「機能性表示食品」がある。

その内容は、届け出ることで、栄養成分とその効果（疾病の治療効果ではなく、あくまで健康維持、増進に関するもの）を表示していいとされた。

許認可制度ではないが、それでもガイドラインが定められていて、それに沿ったものでなくてはいけない。

そこでは、サプリメントだけでなく加工食品や生鮮食品も届け出られることになる。

こうした大きな流れに見られるように、医療費の削減を目的として、病の予防に力を入れていくということなのだろう。

そのため普段の食事から注意していき、健康維持を図ろうというのだ。

これは、ヘルスフードを製造する側としては望ましい方向だろうという。認識度も高まるし、興味も深まっていく。業界の存在意義も高くなっていくはずだ。

消費者庁によると、「機能性表示食品」とは「事業者の責任で、科学的根拠を基に商品パッケージに機能性を表示するものとして、消費者庁に届け出られた食品」ということになる。ガイドラインによると、この制度は「食品関連事業者の責任において特定の保健の目的が期待できる旨の表示を行うものとして、消費者庁長官に届け出られたもの」であるが、「科学的根拠等について消費者庁長官による個別審査を経ないという点等で、特定保健用食品（いわゆるトクホ）とは異なる」としている。

その代わり「適正な表示による消費者への情報提供等が適切に担保される」必要があるというわけだ。

ただ、消費者庁もどこか腰が定まっていないようにも見受けられるのは、次のような文言も付されているからである。

「本制度は、食品関連事業者の責任において科学的根拠を基に機能性を表示するという、従前の機能性表示制度とは全く異なる考え方に基づく制度であることから（中略）必要があると認めるときは、その結果に基づいて必要な措置を講ずるものとする」

いえる。

このガイドラインを読む限り、機能性表示食品とは、サプリメントの要素を持った食品と

まず、「疾病に罹患《りかん》していない者（未成年者、妊産婦《妊娠を計画している者を含む。》及び授乳婦を除く。）を対象としている」となっている。

ここで「疾病に罹患していない者」の定義が付されているが、「境界域までの者」だそうだ。「診断基準で軽症以上と判定される者は該当しない」、つまり「罹患している」ということになるのだろう。生活習慣病などは、この「罹患していない者」に分類される。

ただ、罹患している者も未成年者も、妊産婦も機能性表示食品を購入してもかまわないとしている。当たり前といえば、当たり前のことだ。

そして、機能性表示食品とは、「機能性関与成分」によって健康維持や増進に関して、きちんと容器包装に表示しなくてはならない。それも科学的根拠に基づく内容である。

では、その機能性関与成分や科学的根拠とはどのようなものなのか。これについても説明がある。

試験管実験や人体に対する臨床試験などで機能が判明していて、その質や量が確認できる

成分である、ということだ。

なお、機能性表示食品の対象は、サプリメント形状の加工食品、サプリメント形状の加工食品以外の加工食品（「その他加工食品」）、生鮮食品の三つに分けられている。

サプリメント形状の加工食品というのは、「天然由来の抽出物であって分画、精製、化学的反応等により本来天然に存在するものと成分割合が異なっているもの又は化学的合成品を原材料とする錠剤、カプセル剤、粉末剤、液剤等の形状の食品」である。

簡単にいうと、これまでの肝油やビタミン剤のサプリメント全体のことを指している。

ただ、こうも書かれている。「錠剤、粉末剤及び液剤」は、「社会通念上、サプリメントとして認識されずに食されているものもあることから」、過剰摂取が通常考えにくいとして、「健康被害の発生のおそれのない合理的な理由のある食品」は、「その他加工食品」として取り扱ってもいいものとしている。

このあたり分かりにくいのだが、サプリメント形状であっても、「その他加工食品」扱いをしてもいいということである。

こうした点をクリアして、いよいよ市場に出回ることになるのだが、具体的な表示の仕方にもいろいろと注文がつけられている。

たとえば「保健の目的が期待できる旨の表示の範囲は、疾病に罹患していない者（未成年者、妊産婦（妊娠を計画している者を含む。）及び授乳婦を除く。）の健康の維持及び増進に役立つ旨又は適する旨（疾病リスクの低減に係るものを除く。）を表現するもの」とある。明らかに医薬品と誤認される表示はダメ、ということだ。

たとえば「診断」「予防」「治療」「処置」など医学的な表現は使用できないとある。また、身体の特定の部位に関する標記はダメだが（膝の痛みがなくなる、という類いだろう）、「健康の維持・増進の範囲内であれば」それもＯＫ、とこのあたり大雑把といえば大雑把だ。

「疾病の治療効果又は予防効果を暗示する表現」として「糖尿病の人に」、「高血圧の人に」などもダメである。

あるいは「健康の維持及び増進の範囲を超えた、意図的な健康の増強を標榜するものと認められる表現」として「肉体改造」や「増毛」、「美白」などもいけない。

そして「科学的根拠に基づき説明されていない機能性に関する表現」としては、一部のデータの標記によって身体全体の免疫に効果があると誤解させるような表現もダメとされる。

とにかく、このガイドラインを守っていけば、生鮮食品も機能性表示食品として販売することが可能なのである。消費者庁のサイトでは、許可された商品を検索することが可能だが、調べてみると、たとえば次のようなものも機能性表示食品なのである。

三ヶ日町農業協同組合が届け出ている「三ヶ日みかん　生鮮食品」。

「機能性関与成分名」は「β‐クリプトキサンチン」となっている。

その表示は、「本品には、β‐クリプトキサンチンが含まれています。β‐クリプトキサンチンは骨代謝のはたらきを助けることにより、骨の健康に役立つことが報告されています」という内容だ。

ここまで、「機能」を広げていくことで、確かに消費者の認識は高まっていくだろう。

そして、これがソフトカプセル業界にも影響を与えていくことになる。

未来への展望

健康食品については、業界関係者から次のような意見を聞いた。

「健康食品の市場規模は国内で一兆二千億円ぐらいと言われています。ソフトカプセル、錠剤、ハードカプセルなどのサプリメントは七五〇億円ぐらい。で、ソフトカプセルを扱っているのが、今は淘汰されて全国で二十社ほど。実際に工場を持っているのは、それぐらいなのです。ソフトカプセルのシェアそのものが決して大きくなくて、中堅クラスの会社でちょうどいいぐらいなんですね。だから、あまり新規参入してこない。これからは、もっと入ってきにくくなると思いますよ」

健康食品、サプリメントを扱うソフトカプセル会社がほとんどで、医薬品を扱うソフトカプセル企業は数が限られている。そこで、そうした「医薬品」をターゲットとしてソフトカプセル業界から仕掛けていくということが考えられるのではないかと話す。

医薬品メーカーとしては、ソフトカプセルは錠剤よりも加工費が高くなるため、どうしても液体でソフトカプセル化しなくてはならないもの以外は錠剤にして製品化したいと考える。それもまたソフトカプセル市場の広がっていかない理由ではないかとは、ソフトカプセル業界の人たちがみな指摘するところである。

現在ソフトカプセル会社が受託製造で成り立っているということは、医薬品メーカーがソフトカプセルを製造するラインを持たないということでもある。そのため、新たな医薬品を試作する段階で、ソフトカプセルの剤型を簡単に試せない、というケースもある。

ソフトカプセル側としては、開発段階から協力すると申し入れているのだが、なかなかスムーズに話は進まない。

それには、こうした事情もある。

医薬品メーカーの新薬の開発は、まず錠剤として進められていく。しかし、必ずしも錠剤が適しているとも限らない。そうなると他の剤型を検討するということになり、ソフトカプセルも視野に入ってくるのである。あくまでソフトカプセルは二次的なものなのだ。

もちろん、ソフトカプセルならではのメリットを当初に考慮することもある。

たとえば、ソフトカプセルの内容物は液状なので、そこに注入する段階で均一性が保たれている。錠剤は固形物だから、それぞれ多少のばらつきが出てきてしまう。ところが、その点についてもいろいろな工夫がなされ、ソフトカプセルの「メリット」ともいえなくなってきている。最近では、錠剤でも液体を噴霧して固形物を形成するという製法も出てきて、均一性を保つことも可能になってきているのだ。そうした技術開発は、とくに日本はかなり進んでいるという。

富士市にある三生《さんしょう》医薬の技術開発部にいる小林崇典氏は、現役のソフトカプセル製造技術者である。彼にも、現状について話してもらった。

「正直に言って、ちょっと前のブルーベリー、コエンザイムQ10、DHA含有のサプリメント以降、新しいヒット素材というのはなかなか出ていない状態です。これに関しては、今後の展開を見ていくしかないでしょう。今のサプリメントは高齢者向けの商品がどれだけ開発されるかにかかっています。たとえば、現在流行っているのは口腔ケアに関する商品ですが、まだソフトカプセルは関わっていません。そうした分野はソフトカプセルとして新しいものを生み出せるかもしれません。一方で、ソフトカプセルを製造する機械についても、ロータリー式充填機《じゅうてんき》に勝るものはなかなか登場してこないだろうと思います。ただ、これは個人的な意見ですけれど、製造する商品によっては、以前の平板法を改良したような機械の方が活かせるケースも出てくるのではないかと感じています。平板法を改良して大量生産化ということも考えられるかもしれない商品ですね」

そのあたり、漠然とした展望ではあるが、まだ改革の余地はあると考えているようだ。

ソフトカプセルの「カプセル」部分についてはどうだろう。

小林氏は、以前、植物由来による皮膜開発に従事していた。そこで作り出したものが、やっと製品としても成り立つようになってきたのだという。

「植物性の皮膜は、いろいろと試しましたよ。基本は、でんぷんとカラギーナン。カラギーナンというのは、水溶性の食物繊維で、テングサやアサクサノリといった紅藻類に含まれている。これは粘りを持たせる安定剤として使われます。この二つがポイントなんですね。でんぷんは、どの植物から取っていくか。カラギーナンも何から取っていくか。そして、これらをどのぐらいの比率で組み合わせていくか。とにかく、いろいろと試しました。でんぷんは、うちの場合、トウモロコシに行き着いたのです。他にもタピオカを使っているメーカーなどがありますね。植物由来の皮膜の難しさは、皮膜部分というのはシートにして、それをロータリー式の金型の回転に入れていかなくてはなりません。その時に、すぐに裂けてしまうんです。弾力性を持たせられなかった。そこが一番苦労したところですね。毎晩深夜までかかって、いろいろな組み合わせで作ってみました。シートができた時、そして一つでも球が作れた時は、本当に嬉しかったですよ。もちろん、そこからまた完成まで長い時間がかかるのですが、一つでも作れたことは、必ず大量生産に結び付くということを確信させましたから」

植物由来の皮膜が製品となるのに、二年ほどかかったという。

現在、三生医薬では、受託され製造するソフトカプセルのカプセル部分については五十種類以上、中身の品目は一千種類以上を扱っている。本当なら一品種で大量生産する方が効率はいいのだが、現在のサプリメントなどは多品種少量生産が中心であり、その多彩さこそが売り物になっているためだ。

ただ、その多品種であることが、逆にソフトカプセルを作っていくことの面白さではないかとも語る。

「皮膜と中身をアレンジしてカプセルにする、そこにソフトカプセルの醍醐味があると思いますよ。ハードカプセルはカプセルができあがったもので、そこに粉を入れるだけ。錠剤も粉を固めるだけです。でも、ソフトは内容液をコントロールし、皮膜の成形もいろいろと試しながら作っていく。工夫する余地がたくさんある点が面白いのです」

カプセルを作るのには、とにかくいろいろな材料を試していく。以前、ギョーザの皮で皮膜部分が作れないかと実験したこともあった。試行錯誤を繰り返して、何とか球にすることはできた。ただ、商品化には結び付かなかったのだが。

ジェネリック医薬品への進出

東海カプセルではソフトカプセルの展望の一つとして挙げてくれたことがある。「ジェネリック医薬品」だ。

ソフトカプセル会社にとってゼロからの新薬開発は難しいが、ジェネリック医薬品なら可能なのではないか。

そして、その場合にはジェネリックメーカーからの受託製造を待つのではなく、開発から関わっていく方向に変わってきたという話をしてくれた。

まず、ジェネリックについて説明しておく。

「ジェネリック」とは、「商標登録されていない」という意味がある。さらに、もうひとつ「一般化した」という意味も持つ。薬剤などで使われているのは後者、つまり、すでに普及して一般に広まった、という意味合いなのである。

新しい成分で有効性・安全性が確認され承認された薬を「新薬（先発医薬品）」という。簡単に言ってしまうと、これら新薬の中で医薬品としての特許期間が切れているものがあり、それらについては同じ成分で同じ効き目が期待できる薬を作ってもいいとなっている。これが「ジェネリック医薬品」である。

つまり、先発医薬品の特許期間が切れているため（もうひとつ、再審査期間も切れている必要があるが、後述する）、同じ成分で製造され、そして販売された薬のことである。

実は、この医薬品に関する「特許」というのが、ややこしい。

薬に関する特許は、新しい化学物質についての特許（物質特許）、新しい効能や効果についての特許（用途特許）、物質を作る時の新しい製造法についての特許（製法特許）、その薬を製剤する際の新しい試みについての特許（製剤特許）の四つが存在する。

これらの特許権は、最大二十五年間（通常二十年間）有効なのである。この間は、他社は手が出せない。

そして、もうひとつ、再審査期間というものがある。先発医薬品は、薬としての製造販売が承認された後、通常六年間、仮に上記の特許が切れても、他社は追随することができないのである。

こうして特許と再審査期間に守られているのが、先発医薬品である。

ただ、ここで気をつけなくてはならないのは、特許期間と再審査期間とは、まったく別ものであるということだ。期間に大きくずれがある。

新しい物質を見つけた時は、すぐに特許を申請する。そして、物質特許を取得する。また、新しい製法を開発した時も、すぐさま特許申請。そして、製法特許を取る。

こうして、いくつかの特許を取っていくわけだが、すぐに新薬ができるわけではない。いろいろと研究を重ね、治験を繰り返して、ついに完成する。

新薬の承認は、だからこれらの特許取得のずっと後のことになるのだ。

特許取得と新薬の承認との間にタイムラグがあるから、極端にいうと、やっと新薬ができて製造販売が承認されたと思ったら、すぐさま特許が切れてしまった、ということも起こりうるのである。

これでは、なかなか新薬開発に手が出せない。

そこで、このような事態から医薬品メーカーを守るために再審査期間があるのだ。とりあえず、六年間は守られている。

しかし、どのような医薬品も、いずれは再審査期間も過ぎ、特許期間も切れるということになる。

その時にジェネリック医薬品の登場となるわけだ。

ジェネリック医薬品も、厚生労働省の認可を受けなくてはならないのだが、当然、先発医薬品に比べるとハードルはかなり低くなっている。先発医薬品と有効成分の種類と量とが同じでなくてはならない。もちろん飲み薬なら同じ飲み薬、塗り薬なら同じ塗り薬でなくてはならない。使用量と使用法も先発医薬品と同じでなくてはならないし、効果や安全性も同じ必要がある。そのような縛りはある。

ただ、有効成分は同じであっても、それ以外の添加物などは異なっていたり、同じ飲み薬でも錠剤が粉薬になったり、完全に同じでなくてもいいとされている。

どうして、こうしたジェネリック医薬品を政府が認め、むしろ推奨しているかというと、これは明らかに医療費削減のためである。

ジェネリック医薬品の開発は、新薬開発に比べると、はるかに時間と費用は少なくて済む。だから、当然、価格も安く抑えられる。

患者の側も、ジェネリックを処方されても、先発医薬品に比べて支払うお金は少ない。当然、健保などの支払いも少なくなるということだ。

特許の網をかいくぐって製品化へ

では、ジェネリック医薬品の開発はどのような段取りで行われるのか。

先発医薬品は医薬品メーカーなどが、何年もかけて開発し、そして承認を受けて製造販売を開始する。

その段階で、その先発医薬品の持つ特許やその特許期間は公開されているし、さらに再審査期間も分かっているわけだから、そこから逆算して動き始めるのだという。

その際、先発医薬品がソフトカプセルであることが基本である。ソフトカプセル会社としては、当然の選択である。仮に錠剤で売られている医薬品をソフトカプセルによるジェネリックとして開発していこうとすると、また別の手間暇がかかってしまう。ジェネリックであっても臨床試験を施さなければならないのだ（剤型が変更されたりするとさらに試験項目が増えていく）。錠剤をソフトカプセルに替えることは、固形物を液状にすることである。それが可能な薬剤であるなら、普通に考えると、体内での吸収が早くなるから喜ばしいことに思える。だが、ジェネリックに関してそんな単純な理由では認めてもらえない。別の臨床試験を経て、認可申請しなくてはならなくなる。

それなら、初めからソフトカプセルの先発医薬品を狙っていく方が早い。それで、まずそうした医薬品を調べ始める。

これから特許期間が切れるであろう医薬品を調べ、その中で自社でジェネリック医薬品として開発可能なものを選択していく。物質特許と用途特許が期間満了となっていなくてはならないが、製法特許と製剤特許とがまだ残っている場合も多い。その際には、特許期間が切れるのを待つのではなく、製法、製剤ともに特許を侵さない方法を考え出していくのである。

この時に自社の技術力が試されるのだという。

ひたすら製法、製剤の特許侵害を回避する方法を模索していく。

この段階に何年間と費やすこともある。

たとえば「物質特許」というのは原料のことである。その特許について、原料が分かっているのだから簡単に手に入る、と素人は考えるだろう。しかし、これまたそう単純なものではない。

何しろ、そもそもが「物質特許」として認められていたものだ。それ以前には薬剤として使用されていなかったはずである。そうした原料を作っているメーカーを探し出して、交渉を行う。先発医薬品に原料を提供しているようなメーカーなら話が早いかというと、そういうわけでもない。必ずしも提供しているメーカーが原料を売ってくれるわけではないからだ。

そうなると、同じ原料を作っているメーカーを新たに探すことになる。

もちろん、国内で見つけられることは少ない。世界の至るところを探していく。各国を駆け回って、紹介から紹介へと探して歩き、欲しい原料を作っているところを見つけ出す。

原料や製法などの問題をクリアして、いよいよ、ジェネリックを製造することになるのだが、この時に医薬品メーカーとの共同開発という形を取ることになる。もちろんこれは先発医薬品を作ったメーカーとは別のところである。

なぜ自社だけで開発を行わないのか。それは、承認を受けるまでには試作を行い、安定試験を繰り返していかなくてはならない。そうしたことは医薬品メーカーの方がはるかに経験が多いため、協力を仰ぐことになるのだ。

ジェネリックそのものも競合激化にあることも否めない。

というのも、特許が切れることは、どこのメーカーも知っているとなると、常に競合の形になっていく。秘密裏に開発を行い、一気に製品を出してくる。すると、同じ時期に同じジェネリックがいくつか販売されるということもあるのだ。

ジェネリック医薬品を開発する際に、先発医薬品が取得した特許をクリアする技術そのものをまた特許申請することがある。新たな製剤特許ということだ。そうなると、今度はその方法ではジェネリックが作れなくなる。

とにかく、複雑にからまり合った糸をかいくぐって、さまざまな手段を講じていくことになる。

ジェネリックのメーカーの方が新薬のメーカーより、製剤技術は高くなっているのではないかという意見も聞く。新薬の方は、自らの歩みがそのまま道になっていくのだが、ジェネリックの方はすでに開けた道とは違う道を歩まなくてはならない。獣道を行く猟師のようなものだ。また、新薬に比べて、開発にかけられる経費にも限りがある（ここにお金をかけていてはジェネリックを出す意味がなくなってしまう）。そうなると、知恵を絞り、工夫をし、また汗をかきつつ世界中を走り回り、研究室でさまざまな試験を試みなくてはならないのだ。

現在のルールでは、ジェネリック医薬品の数が増えると薬価がどんどん減らされていく。たとえば、十社以上がジェネリック医薬品を作り、売り出すと、先発医薬品の薬価の四割になってしまう。だから、競争が厳しくなると、さらに薬価の面でも厳しくなる。

ただそこには、ジェネリック医薬品の開発の面白さがあるという。

こうしたソフトカプセルを巡る世の中の動きは、少しずつ加速しつつあるようにも見える。東海カプセルなどのように、ソフトカプセルを製造する会社が医薬品メーカーと組んで、ジェネリック医薬品の製造販売に乗り出すのと裏腹に、今度は医薬品メーカーがソフトカプセル製造機械を作る会社と合弁会社を設立、医薬品ソフトカプセル製造事業に乗り出すという例も出てきた。

こうしたジェネリックを中心とした動きは、売れ筋の医薬品の特許切れが続く二〇二三(令和五)年まで継続していくだろうが、実のところ、それ以降には目玉となるようなジェネリックは見当たらない。

そうした、さらに先を見込んだ動きもまた、ソフトカプセル業界では始まっているようである。

ソフトカプセルの特性から見るその可能性

本書では日本におけるソフトカプセルの製造現場の歴史を軸に、ソフトカプセルそのものを見てきた。

一方、ソフトカプセル以外のカプセルや医薬品などの性質はどうなのだろう。

たとえば、ハードカプセル。内容物については、油液は充塡可能、油溶性粉末や水溶性粉末は内容物によって可能かどうかが決まる。そして水溶性液体は充塡できない。酸素に対するバリア性などは、そのままでは酸化してしまうので、切れ目の部分にシールを貼るなどして対応しなくてはならない。

あるいは錠剤、粉剤……。これらは、水溶性液体で作ることは無理であるし、油液や油溶性粉末、水溶性粉末は内容物によって可能かどうかが決まってくる。さらに酸素へのバリア性も、コーティングを施さなくては保てない。

多少は身びいきになってしまうが、いずれの面でもソフトカプセルの方がはるかに優れているといえる。


日本のソフトカプセル業界は、日本人の手によって始められ、開発され、継続され、そして今に至っている。

海外の機械も取り入れてはきたが、それさえも日本流に改良を施し、逆に輸出しているほ

表６　各剤型の特徴

		剤型	
		ソフトカプセル	ハードカプセル
有効成分の性質	油液 油溶性粉末 水溶性液体 水溶性粉末	充塡可能 充塡可能 充塡可能** 充塡可能	充塡可能 物性に依存* 不可 物性に依存*
酸素バリア性		有	要バンドシール
含量均一性		有	要倍散工程
遮光性		要着色	要着色
		剤型	
		錠剤	顆粒
有効成分の性質	油液 油溶性粉末 水溶性液体 水溶性粉末	物性に依存* 物性に依存* 不可 物性に依存*	物性に依存* 物性に依存* 不可 物性に依存*
酸素バリア性		要コーティング	要コーティング 包装に依存
含量均一性		要倍散工程	要倍散工程
遮光性		要コーティング	包装に依存

＊：製剤化可能であるが、含量が原料の流動性や結合性などの物性に依存
＊＊：マクロゴール400を溶媒とする場合

どである。

海外資本が参入してきても、決して負けることなく、むしろ優位に戦い続けてきた。そうした民族資本による成り立ちは、今でも揺るがない。

富士カプセルで、加藤宣安がソフトカプセルの製造を始めて、やがて百年が経とうとしている。その間、大きな変革があり、商品の変遷があり、小さな町工場が大きな工場へと発展していったことは本文に記したとおりである。

そして、今、ソフトカプセルはさらなる岐路に立っているのだ。


ソフトカプセル業界では、こんな意見が交わされている。

すでにサプリメントの材料は一巡し、画期的な医薬品もそうそう誕生してこない。さまざまな面で頭打ちの状態だ、と。

もちろん、サプリメントの分野でも大ヒット商品のビタミンE以降、DHAだのEPAだのサメ軟骨だのコエンザイムQ10だの、さらにはアロエだのウコンだの、数え切れないほどの商品が売られている。今も店頭に並んでいるのを見かけるだろう。

ただ、いずれもシングルヒット、かろうじてツーベースヒット程度のものである。

サプリメントの流行にも「賞味期限」のようなものがあり、新たに発売されても、ある一定期間内にヒットしなければ、そのまま低空飛行を続けていくことになる。そして、やがては忘れ去られていく。

たとえば、老眼対策のサプリメントなどは、そのいい例だろう。以前もブルーベリーをもとにした健康食品などは売られていたが、数年前に臨床試験を受けたサプリメントとして販売された。医学的に効果あり、ということで、テレビCM、新聞や雑誌広告による活発な宣伝活動を展開していった。今後さらに進むであろう超高齢社会にはかなりの需要が見込まれていたはずだ。

しかし、実際には大ヒットとはならなかった。

価格が高めであること、実際の効能が確認しにくいことなどが原因として挙げられているが、こうした理由は他のサプリメントにも当てはまる。ビタミンEなども、その効能がはっきりと認識されるまでにはかなりの時間がかかるのだから。

むしろ、ヒットするかどうかは、サプリメントそのものには関係がない。社会的な動き、たとえばビタミン・ブームのような経済成長の中の小休止であるとか、余暇や趣味のブームの方が影響しているようだ。世情に後押しされてサプリメントは人気を勝ち得ていく。そのあたりは、新たに開発される医薬品とかなり異なっているだろう（インフルエンザの新薬などは、もちろんインフルエンザの流行と関連するが、やはり必要に迫られて使用することになる）。

そうした現状の中、ソフトカプセル業界としては、医薬品やサプリメントも今後も大きな柱としつつ、それ以外の道を探っていくことになる。

現にその用途は食品にも広がるなど、さらなる多方面の可能性もあり、いろいろなアプローチが考えられるのだ。

これまでに思いつきもしなかった用途がどんどん生まれてくるだろうし、それが日常生活の隅々に入り込んでくるはずである。

私たちが当たり前のように見て、使用していたソフトカプセルが、これからはどのような場面で使われていくのか。

そのこともまた楽しみの一つである。

エピローグ

ソフトカプセル。このソフトカプセルはソフト（弾力）＋キャップ（栓）＋セル由来の造語と思われる。

セルは薄い膜、壁で包まれた（覆われた）空間または構造物（二重構造）を意味し、キャップ（栓）はこの内味を取り出せることを意味し、ソフトはこの膜または壁に可塑《かそ》性（弾力）があることを意味する。

またソフトカプセルを別の言い方をすると「薄い膜に包まれた可食性の容器」と捉えることができ、ソフトカプセル剤というと、内味までを含めた構造物（製品）となる。

またソフトカプセルは液体（非水性）を包む技術と捉えることもできる。

医薬品等の分野におけるカプセルの製法は大きく三種類ある。

1　Dipping法（浸漬法）→ハードカプセルの製法
2　Stamping法（打ち抜き法）→ソフトカプセルの製法

3 Dripping法（滴下法）→シームレスソフトカプセルの製法

このstamping法も打ち抜く金属の形状により、平板式（プレート）、円筒式（回転金型式ロータリー・ダイ）、往復式（レシプロ）と分かれているが、現在のソフトカプセルは回転金型式自動カプセル成形充塡機《じゅうてんき》により、製されたものが大半を占める。アメリカのロバート・ポール・シーラーが発明したこの回転金型式は従来の平板式に比し、三分の一～五分の一以下の人数で、五～十倍の生産速度を有することから、この技術をもって急速にグローバルな展開を図り、今現在でも世界のソフトカプセル市場の半分以上をキヤタレント社（旧アール・ピー・シーラー社）とその現地法人が占めていると言われている。

このような世界市場において、民族資本の会社でソフトカプセル産業の大半を占めている数少ない国が我が国日本である。

これはアール・ピー・シーラー社が日本に進出する数年前に、富士カプセルの創業者・加藤宣安《かとうのぶやす》、二代目社長・加藤咲郎《さくろう》が小野薬品工業のバックアップを得て、イギリスのライナーサン社から、インドを経て、この方式の機械を東海カプセル、富士カプセルに導入したことによるものである。

よく言われることだが、原理を発明するのは日本人は弱いが、これを応用する点では優れている。ソフトカプセルは本来肝油《かんゆ》、ビタミンEなどの油性液を内包する製品形態（製剤）であったが、粉末含有油液（鼻炎ソフトカプセルなど）、高粘度懸濁液《けんだくえき》、一〇～三〇パーセント水分含有液（軟エキス）など、ソフトカプセル内容液の範囲を広げ、独自の内容液のソフトカプセル、収率等を上げる点においては、日本が世界をリードしてきた。これらは、注入ポンプのピストン・シリンダーの材質・形状・チューバーセンブラーの回路、セグメントのR、穴径、ノズル形状、皮膜冷却法、金型の歯高、歯幅、面取り、表面処理、付着防止、崩壊遅延防止、易溶性など、我が国固有の技術的改良の裏づけの賜物といえる。

肝油、ビタミンEなど医薬品の剤型の二～三パーセントしか適用されていなかったソフトカプセル剤の適用分野を広げてきたのも我が国のソフトカプセル先駆者の功績の一つである。

ソフトカプセルはその内容液を放出させる方法により、いくつかの分野でいろいろな製品として使われており、以下に列挙する。

1　ビタミンEなどの医薬品成分、ブルーベリーなどの健康食品成分を内包し、胃液・腸液・消化酵素・消化器官の消化・蠕動《ぜんどう》運動により内容液を放出させるカプセル

2　お風呂のお湯の水分・温度で内容液バスオイルを放出させる入浴剤カプセル

3　内容液に赤いペンキ・蛍光塗料・警察犬が識別しやすい臭い等をつけたエアーガン用カプセルペイント弾

これはエアーガンが的に当たったときの物理的衝撃で内味のペンキ着色液を放出するカプセル弾。的を染色する。サバイバルゲーム等のエアーガンのペイント弾、コンビニ等の防犯用エアーガンの追尾可能弾などに使用されている。

4　One dose, one packの化粧油の製品形態

これはソフトカプセルの首の部分をねじ切り（twist off）、内容物を取り出す方法の容器の一つで、空気酸化に弱いビタミンA、揮発性のシリコン等一つの容器から何回も取り出すと空気酸化、揮発する成分に一回用量の使い捨て容器として工夫され

ており、エリザベスアーデン社の化粧品カプセルが有名である。

5　口の中の唾液、歯の圧力でカプセルをはがし、メントール・ローズオイルなどの口中清涼成分が放出する口中清涼剤

6　直腸・肛門の温度・圧力・水分でカプセル皮膜を溶かし、内容液の坐薬成分を放出させる坐薬カプセル

カプセル皮膜は水溶性などで、そのままトイレに流し捨てられる。

7　煙草のフィルター内にメントール他、精油含有カプセルを入れ、用時破裂させ新鮮な風味を楽しむ、煙草用カプセル

8　内容物に魚の内膜液などの集魚物質を含み、釣り用ハリでソフトカプセル皮膜に穴を開け、魚の吸引物質が少しずつ海中に放出し、集魚する釣り餌用カプセル

9　針で穴を開け、室内・車内のエアコン等の吹き出し口に付け、内味のアロマオイル・精油をゆっくり放出する室内芳香剤用カプセル

10　歯科用強度・嵌合《かんごう》力検査用カプセル

カプセル皮膜の厚さ、成分含量、可塑性を調整することにより、カプセルを破壊する硬度を変え、口中で歯で噛み、口・歯の嵌合度、噛む速さ・強度を検査する。

このように、ソフトカプセルは、その内味を取り出す方式により、いろいろなソフトカプセルの応用が考えられ、実用化され、あるいは検討されている。

このソフトカプセルは、回転金型式自動カプセル成形充填機を導入した、富士カプセル、東海カプセルが静岡県富士宮市、富士市にあるから、日本の生産量の五〇パーセント以上を静岡県で生産している。

ソフトカプセルの生産機は、機械の立ち上げに一時間、品目の切り替えに一～二時間かかることから、二十四時間稼働体制の三交代勤務で行われているが、静岡県富士周辺は、製紙、フィルム、プラスチック成形など三交代の産業が多いのも静岡県で定着した要因の一つでもあるかもしれない。

一九九〇年代初頭、昭和から平成へと元号が変わる頃、健康食品のブームが訪れ、それまでのソフトカプセルの受託製造能力を超える市場が生まれた。ブームを牽引した一つにキチンキトサンという素材がある（ＪＨＳ社の「カニトップ」など）。この新素材への評価は高く、当時のソフトカプセル受託製造会社の全生産能力をはるかに凌駕しており、この時期に富士カプセル、東海カプセル、アリメント工業、アール・ピー・シーラー社、東洋カプセルといった先発の受託製造会社に加えて、三生医薬、中日本カプセル、東京カプセル、ウキシマメディカル、三協、アムスライフサイエンスなどの会社が新たにソフトカプセル受託製造業に進出したのだ。

その一つである三生医薬は、現在ソフトカプセルの製造では日本のトップクラスに位置するようになっている。そして、日本で初めて植物性ソフトカプセルの本生産も実現した。

私はかつて富士カプセルに在籍し、「加藤咲郎の最後の弟子」を自認していて、咲郎の常に新しいことを取り入れようとする貪欲さを学んできたつもりである。そのため、ソフトカプセルの新技術開発に努め、バスオイル、QCカプセル、煙草用フィルターカプセルなど、健康食品分野以外へのカプセル技術の適用も行ってきたのである。

平板式ソフトカプセルは昭和の初め日本に導入されたが、当時の逸話として次のようなものがある。

1　良品率が五〇パーセントくらいで、外観検査工程では不良品をはねるのではなく、良品を拾っていた。

2　打ち抜き金属からカプセルをはがす離型油をカプセルから除去するため、トリクロロエタンなどの有機溶剤によるカプセル洗浄が四十年前までは行われていた。この作業は三十分交代で行ったが、それでもこの有機溶剤で中毒になり、応急処置を必要とした。当時の作業員は体を張って作業していた。

3　カプセル皮膜のゼラチンは皮革産業の一つで、皮革が軍事産業の一つであったことから、太平洋戦争の時、空襲で東京から日本皮革（現在のニッピ）の富士宮市の工場の一画に疎開して、生産したが、軍需優先のため、ゼラチンを入手できず、工場が稼働できなくなった。

4　厚労省の食薬区分のため、三角形等の異様なソフトカプセルの時代もあった（昭和五十年代）。

ソフトカプセルは医薬品の剤型の二～五パーセント、健康食品の剤型の三〇パーセント以上を占め、この製造に数千名が従事し、国民の七〇パーセント以上が使用経験がある。

このようになるまで、発展してきたが、これからのさらなる発展を考えるとき、前述のとおり今まで支えてきた先達に感謝し、その原点を残すことが本書を企画した目的の一つである。

そして、二つ目はアメリカで開発された回転金型式自動ソフトカプセル成形充塡機の金型、ノズル、ポンプの改良を我が国で行い、発展させてきたが、我が国独自の製造方式の開発を後輩たちに託すためである。

シームレスカプセルも、イギリスのグローベックス社が、滴下式液中硬化法を開発し、森下仁丹・帝人・清水カプセル社等が発展させてきたが、原理はイギリス発である。

日本発のソフトカプセル製造方式で、日本だけでなく、グローバルな製品形態としたい。二軸エクスクルーダー、ヘーシン式、回転円盤式気中硬化法などが、打ち抜き式の製法の欠点を改良する可能性を秘めている。

日本発のソフトカプセル製造原理の製品（医薬品・健康食品他）が健康・美容・医療他の分野で普及し、人類のＱＯＬ（Quality of Life）の向上に貢献する。そのためには、技術の原点に返るべきであり、本書が少しでも役に立てば幸いである。

なお、本書の出版にあたり、山村基毅さん、出版文化社の恩田英子さんにお力添えをいただいた他、全国のソフトカプセル製造会社にインタビューを賜りました。甚大なご協力に感謝します。

令和二年二月

三洋薬品ＨＢＣ株式会社　代表取締役　**近藤　隆**

参考文献（著者名五十音順）

『カプセルと富士―創業50周年記念誌』富士カプセル株式会社、一九八九年
アール・ミンデル著、丸元淑生訳『ビタミン・バイブル　改訂新版』小学館、一九九三年
蒲原聖可『サプリメント事典』平凡社、二〇〇四年
小堀桂一郎『森鷗外　日本はまだ普請中だ』ミネルヴァ書房、二〇一三年
昭和史研究会『昭和史事典―事件・世相・記録1923-1983』講談社、一九八四年
船山信次『こわくない有機化合物超入門』技術評論社、二〇一四年
吉原賢二『科学に魅せられた日本人』岩波書店、二〇〇一年

＊

近藤隆「新しいソフトカプセル食品の開発と、その応用―特に耐水性カプセルと顆粒カプセルについて―」『食品と開発』vol. 23 No. 2（通巻三六〇号）pp. 32-37、一九八八年
近藤隆「新しい食品形態としてのハードカプセル」『食品と開発』vol. 25 No. 12（通巻三九四号）pp. 42-47、一九九〇年
近藤隆「ソフトカプセル技術と健康食品への応用」『食品と開発』vol. 30 No. 2（通巻四四四号）pp. 16-19、一九九五年
近藤隆「ソフトカプセル食品と油脂」『油脂』vol. 46 No. 4 pp. 43-50、一九九三年
近藤隆「食べられるフィルム：健康食品とソフトカプセル」『高分子』四五巻六月号、pp. 398-399、一九九六年

著者略歴

近藤 隆（こんどう・たかし）

1949年、いわゆる「団塊の世代」の最後の年に静岡県清水市（現静岡市）に生まれる。A型。「ちびまるこちゃん」の作者さくらももこと清水エスパルスのプロサッカー選手5名とは町内のとなり組。妻、子供、孫9名の家族で、犬・猫・鯉７匹とともに静岡市に在住。

地元の小・中・高を卒業後、やはり地元の静岡薬科大学（現静岡県立大学薬学部）を卒業。武田薬品工業㈱と協力関係にあった清水製薬㈱での医薬品（総合関係）の企画開発学術業務、富士カプセル㈱での取締役研究開発を経て、1993年カプセル・錠剤の受託製造会社三生医薬㈱を、翌年にはサンカプセル㈱を創業・創立。

富士カプセル二代目社長加藤咲郎の最後の弟子と自称し、ソフトカプセル普及、新分野への適応、技術開発につとめ、2014年引退。

第二の人生は製造ではなく、お客様に商品を提供する販売業をとおして、その健康美容生活の向上をはかりたく、三洋薬品HBC㈱を創業。横浜薬科大学客員教授。また、静岡県立大学薬学部に寄附講座を開設し、OBを講師とする特別講座、海外留学、奨学金等の支援を行っている。

仕事人生の原点である富士カプセル研究開発部長としての思いから、日本発のソフトカプセル技術・製品の開発を後輩達に託すため、本書を発刊する。

主な著書に『配置薬ニッポン総ケア宣言』（出版文化社）、カプセルに関する発表論文。特許出願数十件あり。

趣味は仕事とマージャンとゴルフ。毎年人間ドックで5つ以上の病名をもらうも、いたって元気。

《巻頭カラー頁クレジット》
p 4-9（ソフトカプセル図表）：富士カプセル（株）パンフレットをもとに編集部作成
p 12-13、14-17、18-19（イラスト）：いとう良一
p 21（写真）：　生晃栄養薬品（株）所蔵
p 22-23（写真）：富士カプセル（株）パンフレットより転載
その他、著者提供

日本ソフトカプセル産業史 ――民族資本で守った男たち

2020年4月1日　初版第1刷発行

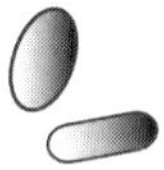

著　者　近藤 隆

発行所　株式会社 出版文化社
〈東京本部〉
〒104-0033 東京都中央区新川1-8-8
アクロス新川ビル4階
TEL：03-6822-9200　FAX：03-6822-9202
E-mail：book@shuppanbunka.com
〈大阪本部〉
〒541-0056 大阪府大阪市中央区久太郎町3-4-30
船場グランドビル8階
TEL：06-4704-4700（代）　FAX：06-4704-4707
〈名古屋支社〉
〒456-0016 愛知県名古屋市熱田区五本松町7-30
熱田メディアウイング3階
TEL：052-990-9090（代）　FAX：052-683-8880

発行人　浅田厚志
取材・構成　山村基毅
装　幀　吉原敏文（デザイン軒）
イラスト　いとう良一
校　閲　株式会社アンデパンダン
組　版　東京カラーフォト・プロセス株式会社
印刷・製本　株式会社シナノパブリッシングプレス

Directed by Eiko Onda
ISBN978-4-88338-650-5　C0047